医学机能学实验

主　编　李瑞丰

西南交通大学出版社
·成　都·

图书在版编目（CIP）数据

医学机能学实验 / 李瑞丰主编. —成都：西南交通大学出版社，2023.5
ISBN 978-7-5643-9267-3

Ⅰ. ①医… Ⅱ. ①李… Ⅲ. ①实验医学－教材 Ⅳ. ①R-33

中国国家版本馆 CIP 数据核字（2023）第 075086 号

Yixue Jineng Xue Shiyan
医学机能学实验

主　编 / 李瑞丰

责任编辑 / 刘　昕
助理编辑 / 姜远平
封面设计 / 原谋书装

西南交通大学出版社出版发行
（四川省成都市金牛区二环路北一段 111 号西南交通大学创新大厦 21 楼　610031）
发行部电话：028-87600564　028-87600533
网址：http://www.xnjdcbs.com
印刷：成都蜀通印务有限责任公司

成品尺寸　185 mm × 260 mm
印张　7.25　　字数　180 千
版次　2023 年 5 月第 1 版　　印次　2023 年 5 月第 1 次

书号　ISBN 978-7-5643-9267-3
定价　36.00 元

前言
PREFACE

实验教学是培养创新型人才的重要环节，医学机能学实验课程强调学生对理论的理解和综合运用，培养学生综合素养。因所处地域、环境和培养目标不尽相同，因此，每一所医药院校的实验教学改革，仅有参考作用，而凭“拿来主义”就显得牵强。

本书突出了对传统的实验方法及教学方式进行改革的特点，结合编者所在院校的实验室条件，尽可能应用先进的实验设备进行教学，并做到尽量在同一动物身上观察生理现象、病理生理改变，以及药物对这些改变的治疗作用，让学生在正常、异常以及如何从异常回到正常的系统分析中得到综合能力的提高。本书的学习有利于增强学生医学知识的综合应用能力，在培养学生严谨的科研态度的同时，也培养学生的道德观和责任感，使学生尊重实验动物，尊重生命，培养学生的仁爱之心。

编写内容共七章，第一章为概述，包括本实验课程的介绍、基本方法、课程要求等。第二章为实验室常用的仪器设备，列举常用试剂配制、给药剂量计算、以备查阅。第三章为教学中常用实验动物，包括实验动物的基本习性特点、分类、不同实验动物相关生理参数等，以及机能学实验操作中常用的操作技术，动物实验中应遵循的动物伦理原则和实验中突发事件的应急处理。第四章为动物实验部分，包括机能学基本的经典实验。第五章为基本的人体机能实验，培养学生进行临床人体生理实验的技能，将人体实验与后期临床实践紧密结合起来，并且逐步减少动物实验的数量。第六章为设计性实验模块，有利于提高医学生对实验课的兴趣。第七章为医学综述的撰写，在实验的基础上，让学生学习综述撰写。

编者长期从事机能实验教学工作，在机能学实验长期教学过程中体会到预习对实验完成的重要性，因此本书在实验内容前安排预习内容，让学生能够有目的地进入实验室。本书重点突出简洁实用、实验成功率高、教学使用频率高、教学效果好的内容，删减了部分使用率较低的实验内容和仪器介绍内容，同时根据院校不断变更的实验条件增补了一些实验内容和仪器介绍。

由于编者水平有限，疏漏在所难免，恳请广大师生批评指正。

机能学实验教材编写组

2023 年 3 月

目 录

CONTENTS

PART ONE

第一章 机能学实验概述

第一节 机能学实验课程简介

机能学实验是医学专业的一门以实践为主的专业基础实践课程，课程融合了生理学、病理生理学及药理学的基本实验内容。机能学实验以活体为实验对象，并在此基础上研究机体各种生理活动及其规律、病理生理改变以及药物与机体的相互作用及作用规律。一切实验结论均源自活体组织器官、活体细胞或整体动物的反应结果。作为一门独立的课程，可有效提高仪器设备的使用率，减少实验教学的重复建设，将学科知识交叉渗透，有利于培养学生的实验操作技能和思考分析问题的能力。

本课程旨在通过实验教学训练学生基本操作技能，培养其动手能力，并使学生通过该课程的学习将三门学科的理论知识融会贯通；培养学生实事求是、严谨的科学作风和严密的科学逻辑思维方法，以及观察、分析、解决问题的综合能力。同时，通过学习实验课程中的新技术、新方法，使学生了解和掌握机能学科实验方法的更新和发展方向，启发学生在机能学科实验研究中的创新思维，为培养学生的科学研究思维和科学研究能力奠定良好基础。

通过该课程的教学，学生能熟悉机能学实验的基本方法和操作过程，加强对理论的理解和综合运用，初步建立全面、系统的整体观，培养自身理论联系实际的能力。

通过该课程的学习，学生可培养勤于动手、敏于观察、科学分析和独立工作的能力，发扬团结协作精神，初步养成对科学工作严格要求的工作态度，团结协作以及实事求是的工作作风。

通过该课程的学习，学生可掌握机能学实验常用的基本技术，学习在动物身上复制典型疾病模型的过程，并学习实验报告的书写，使科学论文写作能力得到初步训练。

通过学习讨论典型病例，学生可培养分析病例的能力和对所学知识的综合运用能力，为临床实践打下初步基础。

在实践操作中与动物零距离接触，学生可培养良好的心理素质，培养健康的性格，学会尊重生命，常怀感恩之心，培养重视生命、敬畏生命以及爱惜生命的精神。

第二节 机能学实验课程的基本要求

机能学实验课程是用动物进行医学实验，其结果对今后从事的临床工作有重要启迪作用，要严肃认真对待。学生课前应作好预习，事先预测实验结果；应做到操作规范，一丝不苟，观察结果认真、仔细，结果记录客观、真实；通过实验验证预测结果，最后得出科学结论。

从医学机能学实验阶段开始，手术操作要基本上以临床医师进行手术需达到的标准来要求。医务人员的基本素质就是要干净利索、井井有条、严肃认真、有条不紊。在实验工作中，要求有严肃的态度、严格的要求、严密的方法、实事求是的作风和团结协作的精神。为了实现该目的，需做到下列几个方面。

一、实验课前

1. 作好预习

仔细阅读实验讲义，明确实验目的，充分理解实验原理，了解实验方法和操作步骤、实验项目和注意事项，做到心中有数。

2. 提前复习

结合实验内容复习课堂学习过的相关生理学、病理生理学、药理学理论知识，以明确相关实验的设计目的、实验原理。

3. 实验预测

预测该实验各个步骤可能得到的结果，并能对预期的实验结果能作出合理的解释。

4. 做好预案

注意和估计实验中可能发生的误差和失误，并制定预防措施和补救措施等。

二、实验课中

（1）实验前检查仪器、手术器械是否完好、药品是否齐全。如有缺失、损坏，及时报告老师以便补充。

（2）严格遵守实验室规则，保持安静和良好秩序，不得进行与实验无关的活动，尊重老师指导。

（3）正确使用仪器和手术器械，爱护实验器材，节约药品。严格按照正确方式捉拿动物。爱护实验动物和标本，使其始终处于良好的机能状态。

（4）小组成员分工合作，胆大心细，规范操作。在提高实验成功率的同时尽可能让每个人都得到应有的技能训练。

（5）认真、全面和敏锐地观察实验现象，不可单凭记忆，要准确、及时和客观地记录实验结果。

（6）积极主动思考，力求理解每个实验步骤和实验结果的意义。

三、实验课后

（1）按规定妥善处理实验后的动物和标本。

（2）关闭仪器、设备的电源开关，整理实验仪器和用具。

（3）清洗、擦干手术器械并清点、摆放实验用具，如有损坏或缺失应立即报告指导教师。
（4）做好实验运行记录，认真总结实验成败原因。
（5）整理实验记录，对实验结果进行分析讨论，得出实验结论。
（6）认真撰写实验报告，按要求及时交给指导教师评阅。

第三节　机能学实验原始数据记录及实验报告的书写

机能学实验中所观察的指标，其性质可分为以下三类：

1. 机能性指标

如血压、呼吸、心率、体温及全身状态等。

2. 代谢性指标

如血、尿肌酐，血红蛋白含量，酶的活性，血浆酸碱参数等。

3. 形态结构性指标

如根据形态改变，判断心腔扩张和肺水肿是否存在，用染色的方法判断有无心肌梗死及梗死面积的大小等。

一、实验原始数据记录

对于实验结果的记录，一般有三种方法：

1. 图形表示法

实验结果如以图形记录在实验仪器上的，可通过输出设备打印出来，也可以直接截图导出，再附在实验报告上。如神经骨骼肌的电活动记录，心肌、肠肌收缩曲线，血压曲线等。

某些数据亦可经统计学处理后做成图形表示。如不同血药浓度与相应时间的对应关系，以血药浓度为纵坐标、时间为横坐标，描记出药-时曲线图形。

2. 数据表示法

实验结果以测定数据记录的，也可以统计数据表格形式表示，如各组动物不同情况下的血液、体液电解质浓度，PCO_2 及 PO_2 等数据。

3. 文字叙述法

根据实验目的将原始资料系统化、条理化，用准确的医学术语客观地描述实验现象和结果，要有时间顺序以及各项指标在时间上的关系。

二、实验报告的书写

实验报告的书写是一项重要的基本技能训练。它不仅是对每次实验的总结，更重要的是它可以初步地培养和训练学生的逻辑归纳能力、综合分析能力和文字表达能力，是科学论文写作的基础。

实验报告的格式如下：

实验报告题目

课程：机能学实验　专业：__________　班级：__________

姓名：__________　学号：__________

组员：__________

组号：__________　实验时间：______年____月____日

【实验目的】

字数不宜繁多，一般用 1 ~ 2 句话阐明实验所要证实的论点或要研究的内容即可。

【实验对象】

动物种类、性别、体重（kg）。

【实验器材】

常规手术器械可略写，写明新增设备和药品。

【实验操作】

只写主要操作步骤，不要照抄实验指导，要简明扼要。

电子实验报告需要按照要求提交操作图片。

【实验分析】

讨论应结合实验结果进行，宜简明扼要。讨论主要是分析、解释所观察到的实验结果和现象。不要简单地复述课本上的理论而缺乏自己主动思考的内容。如为预期结果，应结合理论知识进行其作用、作用机制的阐述；如未达预期结果，应找出原因，总结经验教训。另外，也可以写一些本次实验的心得以及提出一些问题或建议等。

【实验结论】

结论放在实验讨论后，作为结尾完成。结论不是具体实验结果的再次罗列，也不是对今后研究的展望。结论应以实验结果为依据，在讨论的基础上概括、总结具有代表性的实验结果的论点或推论，从中归纳出针对这一实验所能验证的概念、原则或理论的简明总结。

第四节　实验室基本要求

（1）规范着装，按时进入实验室，不得迟到早退或随意缺席。食物不带入实验室。

（2）养成良好的学习和工作作风，严禁在实验室里高声喧哗、打闹，保持实验室安静。实验操作开始前，将所有的凳子放回操作台下面，保证行走通道畅通。

（3）爱护实验室设施。实验中严格按实验步骤和方法进行。未经教师同意不得随意动用实验室仪器或器械。正确使用计算机和生物信号采集系统，严禁在电子计算机上玩游戏、新建个人文件、随意启动其他程序，以及损坏实验程序等与实验无关甚至非法的活动。

（4）实验前认真按教材清点实验桌上的实验器材，如有实验器械缺少或损坏应及时向教师报告。实验完毕后应将器械清洗干净，摆放整齐。如在实验过程中意外损坏实验器械，应向教师报告说明，以便及时检修或更换。故意损坏实验仪器或器械者，按实验室规章制度赔偿并处理。

（5）养成节约的良好习惯，不得随意浪费动物标本、器材、药品和试剂。能重复利用的器材如纱布、插管、针头、注射器等，应洗净再用。

（6）实验废物不得乱倒、乱扔。动物被毛、组织器官、纸屑等不得倒入水槽内，应统一放置在指定地点。

（7）实验完成后，应及时关闭电子计算机。小组做好实验台面清洁，整理桌面物品，关闭总电源及稳压器开关。做好仪器运行记录。

（8）值日生负责教室卫生，关好水电开关、门窗等。清理水槽，最后请实验室管理人员检查验收后方能离开。

（李瑞丰　孙妍）

PART TWO

第二章 实验室常用仪器设备和溶液试剂配制

第一节　常用仪器设备

一、生理信号采集与处理的基本知识

生物信号可反映生物体的生命活动状态，因此，生物信号的采集与处理是生物科学研究的重要手段之一。生物信号的表现形式具有多样性，既有物理声光电、力、气体分压、温度等的变化，又有化学浓度、pH 等的变化。

生物信号采集与处理系统是以计算机及其相应软件和硬件为核心的数字信号采集处理系统，使得经过放大的生物电信号输入计算机进行观察、测量、处理和储存成为可能，而且更为方便、精确。一个完整的生物信号采集与处理系统一般包括：生物信号的引导、生物信号的放大和滤波、生物信号的采集及生物信号的显示、记录和处理四部分。

（一）机能学实验中常用的生理信号及其采集与处理的基本知识

在机能学实验中，经常需要进行采集、记录、分析的生理信号主要有四种类型：

第一种类型是反映电活动变化的生物电信号，如神经骨肉的电活动变化、细胞内外的电活动变化以及脑电、心电的变化等。这些生物电信号需要通过相应的电极引导、采集、输入记录仪器系统，进行放大后才可以显示、记录出来。

第二种类型是反映压力变化的信号，如血压的变化、心脏收缩期和舒张期的压力变化、胆囊收缩的压力变化等。这些压力变化信号首先需要通过一个压力信号转换装置（压力换能器），将压力信号转换为电信号，输入记录仪器系统，进行放大后才可以显示、记录出来。

第三种类型是反映张力变化的信号，如离体肠管收缩、舒张的张力变化，心室肌或者心房肌收缩、舒张的张力变化，腓肠肌收缩的张力变化，呼吸肌的运动等。这些张力变化信号也需要先通过一个张力信号转换装置（张力换能器），将张力信号转换为电信号，输入记录仪器系统，进行放大后才可以显示、记录出来。

第四种类型是反映心输出量变化和血流量变化的信号，也需要先将流速、流量的信号转换为电信号，输入到流量计中进行放大、计算，最后显示、记录出来。

对这些生理信号进行采集与处理最常用到的仪器有三大类型：主要用于神经及细胞电生理实验的电生理记录仪器如微电极放大器、刺激器、示波器等；多导生理记录仪系统；多通道生信号采集与处理系统。

（二）BL-420N 多通道生理信号采集与分析系统的介绍

BL-420N 生物机能实验系统为某公司生产的生物信号采集与分析系统，主要用于生理、病理生理、药理等学科的各种机能实验、电生理实验等。可以进行实时的信号显示与处理，也可以及时存储实验结果，实验后回放进行数据处理。BL-420N 生物机能实验系统是由 PC 机、BL-420 系统硬件、生物信号采集与分析软件三部分构成。

1. 系统硬件介绍

BL-420N 系统硬件是一台程序可控的，带 4 通道生物信号采集与放大功能，并集成高精度、高可靠性以及宽适应范围的程控刺激器于一体的设备。它的前面板（图 2-1）包含有 4 个生物信号输入接口（CH1-4）、1 个全导联心电输入口（ECG）、1 个触发输入接口、1 个刺激输出接口、环境数据显示窗口和一个电源指示灯。系统硬件的四个通道可以采集从生物体内或离体器官中监测到的生物电信号或张力、压力、心电等生物信号的波形。图 2-2 为该系统连接组成。

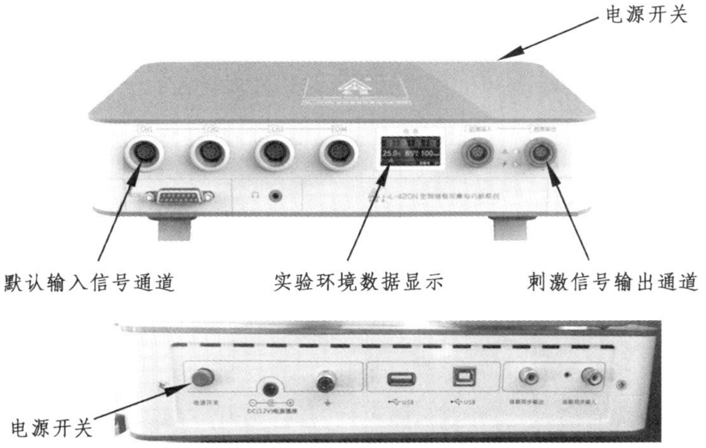

图 2-1　BL-420N 生物信号采集系统外观

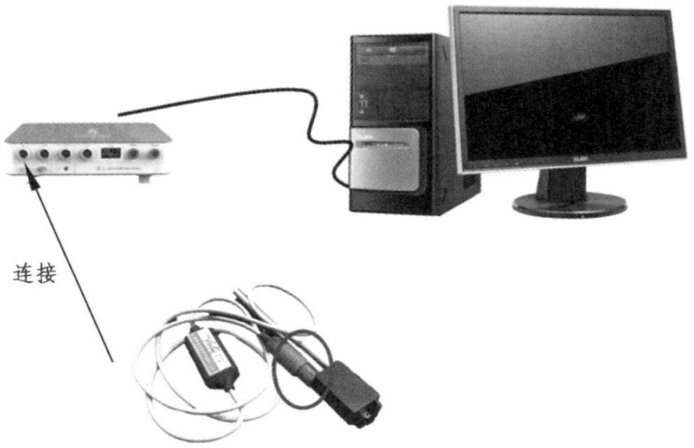

图 2-2　系统连接

2. 系统软件功能简介

在计算机系统桌面，BL-420N 系统启动图标，点击进入软件。

1）软件主界面

BL-420N 主界面（图 2-3）从上到下主要分为：菜单条、工具条、波形显示窗口 3 个部分；从左到右主要分为：数据列表区、波形显示窗口和通道参数调节区三个部分。在工具条区的视图一栏可以根据使用需要进行勾选，让不同用途的区域在主界面上显示或隐藏。

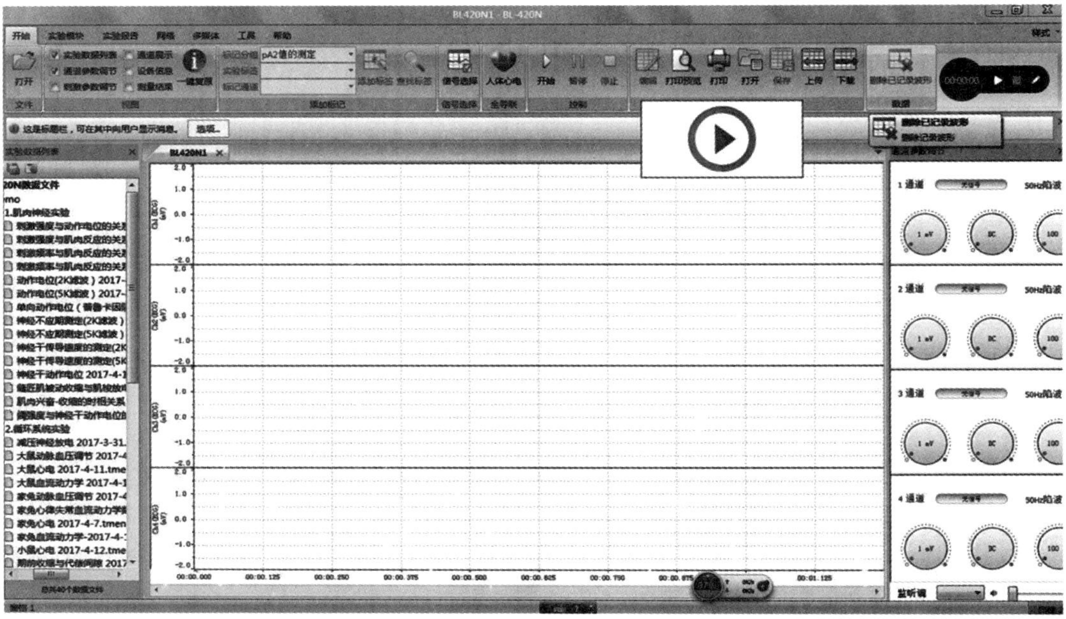

图 2-3　BL-420N 软件系统操作界面

（1）菜单条区（图 2-4）：位于屏幕最上端。

在顶级菜单条上一共有 7 个菜单选项，它们是：开始、实验模块、实验报告、网络、多媒体、工具及帮助。每一组又包含若干个菜单式命令。

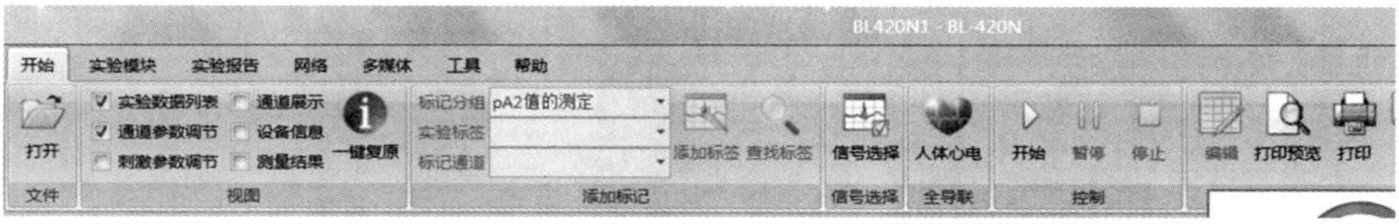

图 2-4　菜单条区

其中，开始菜单下的设置命令中的“打开”（已存储的数据文档）、“视图”命令中子窗口、“添加标记”等在实验中经常用到。

（2）工具条区：位于菜单命令选择区之下，提供了多个快捷命令，其功能主要是对当前的屏幕信号进行各种快捷处理。

（3）波形显示窗口：为屏幕中最大区域，用于显示四个通道的信号，显示各个通道监测的信号图形。

（4）数据列表区：系统自带的实验数据和已经在当前计算机存储的数据。

（5）通道参数调节区：显示各个通道切入的生物信号类型，以及通道参数的调节，显示各个通道测量的量程、时间常数、增益、滤波等。连接好换能器后，对应通道信号模式会自动识别。

2）BL-420N 软件系统的使用

将所需要的换能器连接到相应的接口上，开机，双击图标进入系统窗口。其中，生物信号波形显示窗口是 BL-420N 软件主界面中最重要的组成部分，实验人员观察到的所有生物信号波形及处理后的结果均显示在波形显示窗口中。软件处于初始状态时屏幕上将显示 4 个波形窗口，如图 2-3 所示。

（1）信号采集。

① 通过主界面的开始按钮直接采集。此时，四个通道的数据采集同步进行，可以双击对应通道界面将监视窗口放大或还原。通道监测信号会根据接入的传感器类型自动识别。

② 在菜单栏“实验模块”中选择对应的实验项目进行信号采集，如图 2-5 所示。

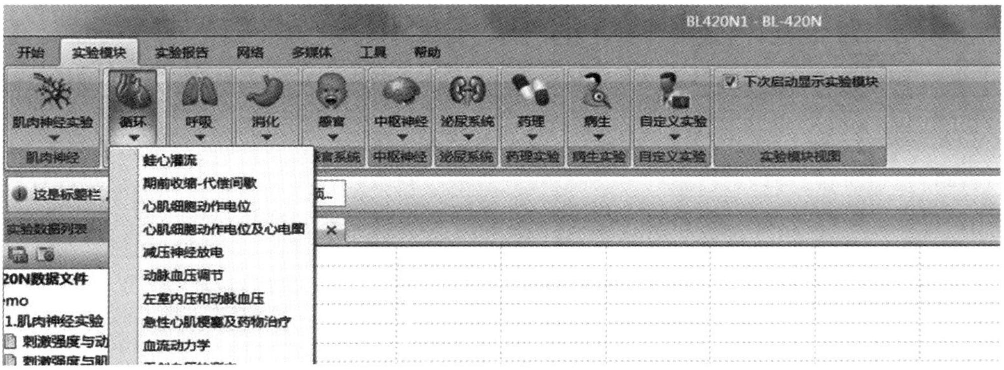

图 2-5　实验模块菜单栏

（2）波形显示。

图 2-6 表示一个通道的波形显示窗口，包含标尺基线、波形显示和背景标尺格线等三部分。横坐标表示时间轴，纵坐标为监测的生物信号。

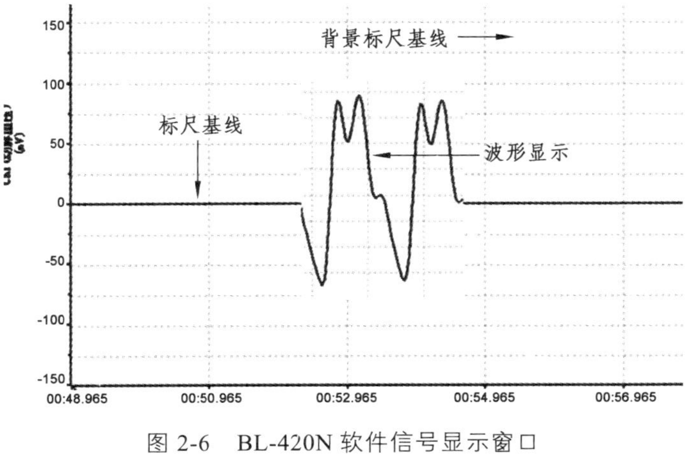

图 2-6　BL-420N 软件信号显示窗口

（3）波形放大和缩小。

移动鼠标到标尺，按下左键上下移动，即可调节标尺基线。

移动鼠标到横坐标，按下左键，滑动鼠标上的滑轮，对横坐标单位波形宽窄进行调节。

移动鼠标到纵坐标，按下左键，滑动鼠标上的滑轮，对纵坐标单位波形高度进行调节。

（4）添加标签（图 2-7）。

该命令用于在波形的指定位置添加一个特殊实验标记。

在菜单条区“开始”项“添加标记”工具下，选择要添加的“实验标签”，点击“添加标签”，就会在波形窗口最右侧出现并随时间轴前移。

若没有要添加的项目，可以双击“实验标签”自行编辑，然后点击“添加标签”。

在波形显示窗口标签显示处点击鼠标左键，拖动，可以将标签位置移动。

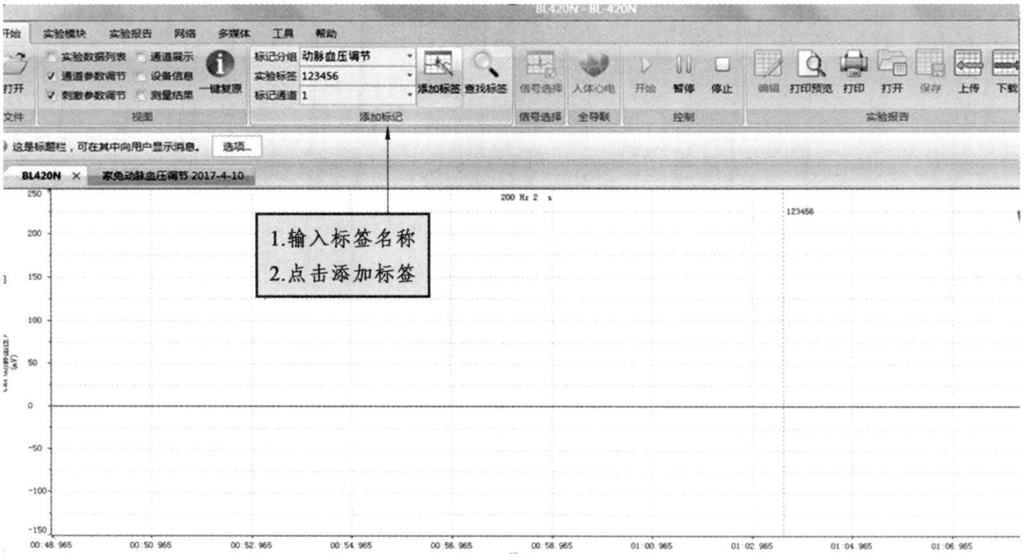

图 2-7　实验标签的添加

（5）实时数据查看。

在纵坐标最左侧，按下鼠标左键向右拖动，波形界面则分成两部分，用于分隔左、右视窗，调节左、右视窗的大小按“（3）波形放大和缩小”中同样方法可以调整。此时左视窗显示的波形为正在监测通道已经监测完的信号数据。

（6）刺激器启动区。

在开始菜单下“视图”栏下勾选“刺激参数调节”，打开刺激器设置对话框，设置刺激器参数，分为自己设置与程控两种；点击“启动”或者“停止”刺激器按钮。

（7）点击鼠标右键常用功能。

自动回零：自动回零功能可以使由于输入饱和而偏离基线的信号迅速回到基线上。

结果测量：在开始菜单下“视图”栏下勾选“测量结果”，在窗口最右侧出现结果显示的 EXCEL 表格，分“区间测量”“心功能参数”“血流动力学”指标等单元格。根据数据处理需要在波形上点击鼠标右键选择相应项目。结果可以导出。

① 水平测量：在波形上会出现水平轴，实时显示监测水平纵轴平均值。

② 区间测量：在数据处理命令中选定区间测量，移动鼠标到需要进行测量波形段的起点位，单击鼠标左键确定，出现一垂直线为起点线，移动鼠标，另一垂直线出现，再用鼠标移动直线到所需位置点击鼠标左键固定之（为测量区的另一端）；按下鼠标右键，结束测量，在

“测量结果”中查看数据。

（8）图形截取。

在波形显示界面，按下暂停按钮，实时信号或者反演信号显示，按下鼠标左键，拖动鼠标，选取所需要的图形，出现背景为黑色的图形框，使用键盘上快捷键“Ctrl+C”复制，打开一个 Word 文档，用“Ctrl+V”粘贴完成。截取的图形会自动显示横纵坐标。

（9）信号采集停止，数据保存（图 2-8）。

通过主界面的停止按钮停止数据采集。界面会弹出对话框“确实要停止实验吗”，点击“是”，会弹出结果保存对话框，选择路径保存后退出。

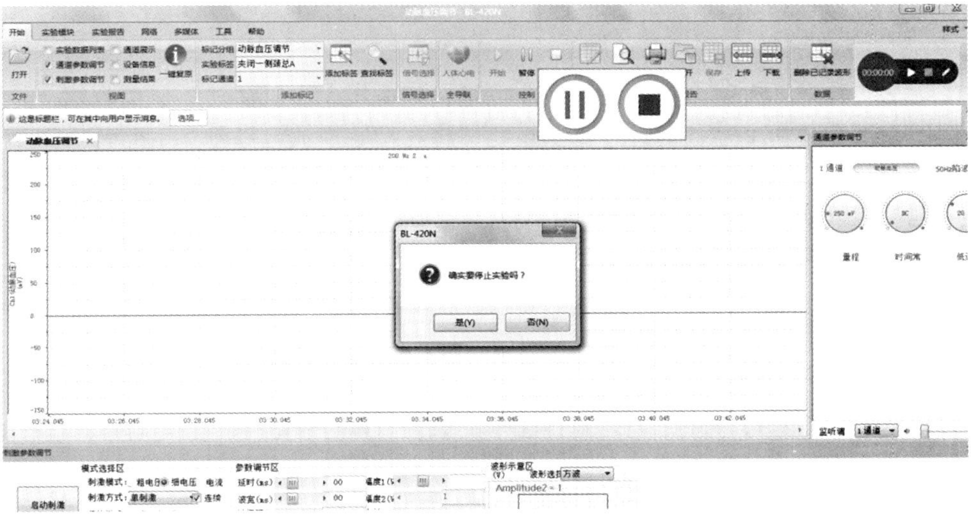

图 2-8　信号采集停止，数据保存

（10）数据反演。

在开始菜单下选择“打开”，按保存路径选择要查看的文件，点击打开即可。反演的数据，可以拖动底部窗口的反演滚动条选择不同时间段的数据进行观察和分析，或者通过底部窗口的滚动条和反演按钮窗口中的查找命令按钮查找所需数据。

（11）实验报告。

在实时采集数据或者数据反演时，点击“开始”菜单下“编辑”按钮，对应的报告模板就会以 Word 文档形式打开，实验结果中显示的为当前波形界面显示图形，具体结果可根据实验者需求参照图形截取粘贴在报告里保存。若无对应实验的报告模板，可以直接在 Word 文档中编辑，也可以在“实验报告”菜单栏下编辑。

附：BL-420N 生物机能实验系统的简单操作流程

（1）启动软件：开启计算机，进入 Windows 操作系统，鼠标双击 BL-420N 软件的启动图标，进入实验系统。

（2）在计算机系统桌面，BL-420N 系统有专门的快捷方式，点击进入软件。

（3）在采集通道上接入信号传感器。

（4）开始实验。

（5）从“实验模块”菜单中选择需要的一个实验项目，直接开始实验。

（6）通过主界面的开始按钮直接采集。

（7）暂停实验：如果想暂停一下波形观察和记录，可以单击工具条上的“暂停”按钮。

（8）结束实验：单击工具条上的“停止实验”按钮。系统将弹出一个存盘对话框，根据需要可以保存到计算机任何存储盘中。系统默认的指定存盘位置为 data 目录。

（9）退出系统。

【注意事项】

上课前请在学习通平台课程预习 BL-420 系统的使用方法。

二、换能器

在生物学实验中，有许多被测参量是非电量，如血压、心脏活动、肌肉收缩、体温变化等。为便于记录和分析上述各参量，需要换能器将它们转换成电参量。因此，根据不同类型的传感器原理，制成了压力换能器、张力换能器、心音换能器、呼吸换能器等。根据传感器的工作原理不同分为：电阻式传感器、电感式传感器、电容式传感器、电压式传感器、电磁流量传感器、温度传感器等。

（一）压力换能器

1. 原理与用途

压力换能器（图 2-9）利用了电阻式传感器的原理。其内部是一套桥式电路，即平衡电桥，该电桥的一部分由敏感元件构成，它可以把压力的变化转换成电阻值的变化。当外界无压力时，电桥平衡，换能器输出为零。当外界压力作用于换能器时，敏感元件的电阻值发生改变，引起电桥失衡，即有电流（电信号）输出。其电流（电信号）的大小应与外加压力的大小呈线性关系。

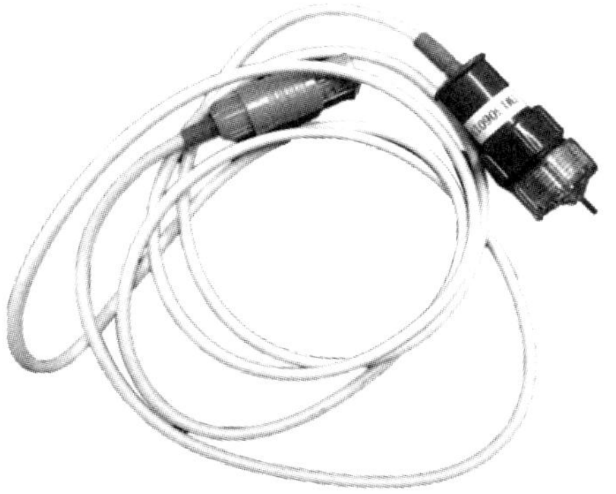

图 2-9　压力换能器

压力换能器主要用于测量血压、心室压力等。

2. 使用方法

（1）与主机连接好，启动后预热 10 min。

（2）调零：调节三通管，使换能器与大气相通，调节换能器的调零电位器，以确定零压力基线。

（3）排气：实验时将两个三通管分别与换能器两个接口连接，从一侧三通管缓缓注入抗凝稀释液，并将换能器透明球盖及测压导管内的气泡排净，以免引起压力波形失真。

（4）把换能器水平放置并固定，尽可能保持液压导管（插管）的开口与换能器的感压面在同一水平面，以避免静水柱误差。

（5）定标：在仪器、压力换能器调零之后，用血压计给换能器施加一个标准的压力值，然后把压力值输入到仪器系统内。实验时仪器系统将以此作对照，准确地测量压力的大小。

（6）测量：调节三通管，使换能器与充满抗凝稀释液的测压导管相通（另一侧三通管需要关闭），即可进行压力的测量。

（7）实验结束后，应及时清除换能器内的液体或血液，并用蒸馏水轻轻洗净，晾干后以备再用。

3. 使用注意事项

（1）压力换能器有一定的测量范围，教学中一般为-50 ~ 300 mmHg*，超过检测范围的压力不宜测量，故使用时应注意被测压力的高低。

（2）测量时压力换能器、导管和被测对象一定要形成一个完全封闭的系统。如某一环节出现漏气情况，将造成液体渗漏和测量的不准确。

（3）灌注抗凝液时，应注意检查三通管及导管是否堵塞，避免成为无效腔。

（4）在压力换能器构成闭合管道系统时，严禁用注射器从侧管向闭合测压管道内用力加压，以免损坏换能器。

（5）清洗换能器时注意不要把胶圈丢失，安装时要安装在罩子里面，以免漏水造成无法测量或测量不准确。

（二）张力换能器（图 2-10）

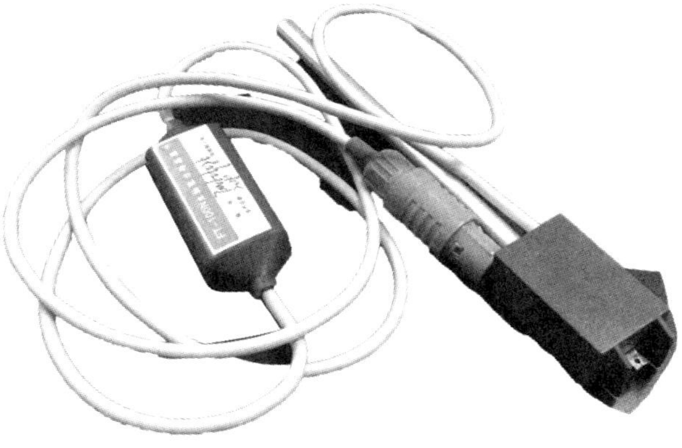

图 2-10　张力换能器

1. 原理与用途

张力换能器工作原理类似于压力换能器。可将张力信号转换成电信号，经过放大记录装

* 1 mmHg=0.133 kPa。

置记录出活动曲线。张力换能器主要用于记录肌肉活动曲线。

2. 使用方法

（1）将换能器固定在合适的支架上，保证拉力方向和受力感应梁（弹簧片）的平面垂直。

（2）与主机连接好，启动后预热 10 min。

（3）调零：调节换能器的辅助调零电位器（在换能器外壳的表面沉孔中），作零位校准。

（4）定标：在仪器、张力换能器调零之后，用一个 2 g 的砝码给换能器施加一个拉力，然后把拉力值输入到仪器系统内。实验时仪器系统将以此作对照，准确地测量拉力的大小。

（5）将标本的一端通过丝线与换能器的弹簧片相连接即可开始实验。注意连接标本和换能器之间的丝线松紧度要合适，不宜过松或过紧。

3. 注意事项

（1）张力换能器有一定的测量量程，超过其量程的负荷不宜测量，以免损坏换能器。

（2）张力换能器应变梁口是开放式的，在实验过程中应防止液体滴入换能器内部。

（3）在使用张力换能器过程中，应避免换能器的碰撞、摔打。

（4）严禁用手拨动换能器的感应梁（弹簧片），这样极易造成换能器的损坏。

（三）呼吸流量换能器（图 2-11）

呼吸流量换能器主要用于测量动物的呼吸波、呼吸流量，它是由差压阀、差压换能器和放大器组成，可直接连到动物的气管插管上进行测量。

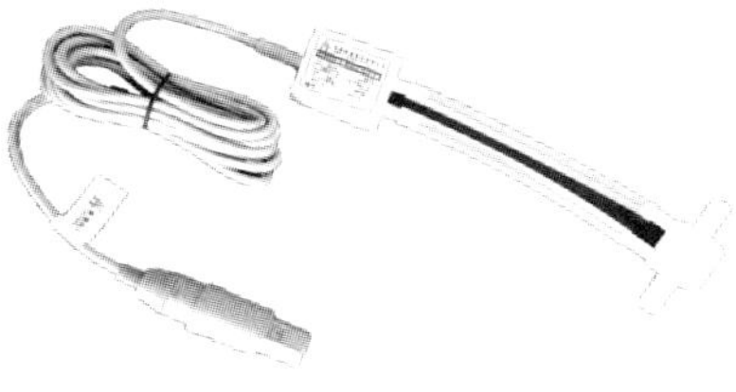

图 2-11　呼吸流量换能器

（四）信号连接数据线（图 2-12）

动物标准Ⅱ导联心电图连接：白色电极连接右前肢；黑色电极连接右后肢；红色电极连接左后肢。

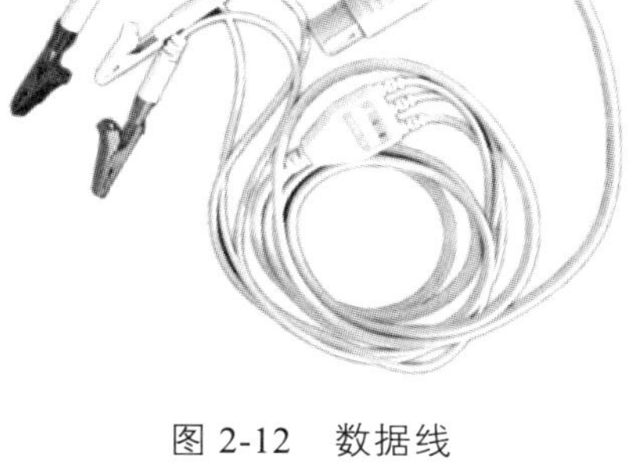

图 2-12　数据线

（五）恒温平滑肌槽（图 2-13）

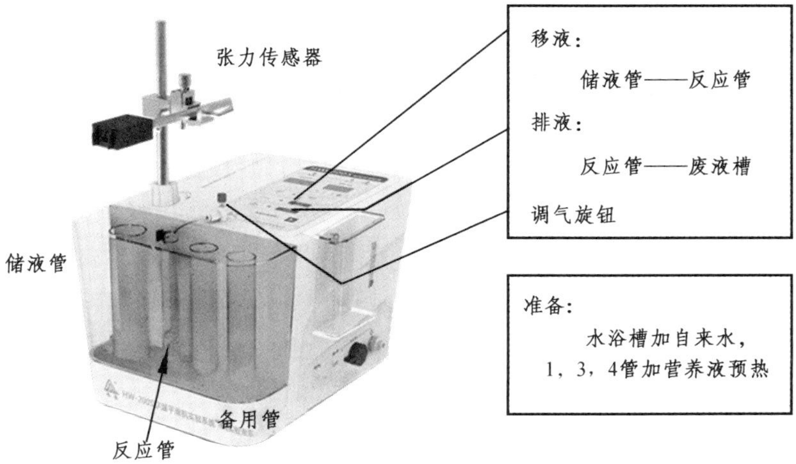

图 2-13　恒温平滑肌槽

1. 原理与用途

恒温平滑肌槽是配套于生物机能实验系统的仪器设备。它主要用于平滑肌如离体肠管等生理实验中，调节和维持实验环境（如实验药液）温度，从而保证离体平滑肌的生理活性，使相关实验顺利进行。

2. 使用方法

使用时，将离体标本固定于反应管中的标本槽上，连接张力换能器，采集信号。

3. 注意事项

仪器需在水浴槽加水后再开启加热开关，避免干烧损坏电机。使用后用清水反复冲洗管路，避免因电解质结晶导致管路堵塞。

三、常用手术器械

（一）蛙类手术器械

1. 剪　刀

粗剪刀用于剪断骨骼，手术剪用于剪骨骼肌和皮肤，眼科剪用于剪断神经和血管。

2. 金属探针（毁髓针）

金属探针用于破坏蛙的中枢神经脑和脊髓。

3. 镊　子

镊子用于夹持组织。

4. 玻璃分针

玻璃分针用于分离血管和神经。

5. 蛙腿钉

蛙腿钉为固定蛙腿的专用品。没有时也可用大头针或图钉固定。

6. 锌铜弓

锌铜弓为检查神经-骨骼肌标本兴奋性的专用品。

7. 刺激电极

刺激电极用于连接刺激器，给标本输出刺激。它有普通电极和保护电极两种。

8. 蛙　板

蛙板有木蛙板和玻璃蛙板两种。木蛙板借助于蛙腿钉可用于固定蛙腿，以利于操作。在制备神经-骨骼肌标本时，用清洁的且用任氏液湿润了的玻璃蛙板可减低损伤，保持兴奋性。

（二）哺乳动物手术器械

1. 手术刀

手术刀由刀柄和刀片组成，主要用于切开皮肤和器官。刀柄和刀片都有大、小及型号的不同，可根据手术种类选用，但必须锐利、坚固。刀柄的一端可作钝分离器用于分离组织。刀柄和刀片实验前一般都已安装好，若需要自己安装时，可右手用持针器或直式血管钳夹住刀片前端背部，左手握住刀柄，将刀片上的空隙对准刀柄上的刀楞稍用力推入即可。取下时，用持针器夹持刀片尾端背部，稍用力提起刀片向前推即可。

装刀方法是将刀片装置于刀柄前端的槽缝内，见图 2-14。

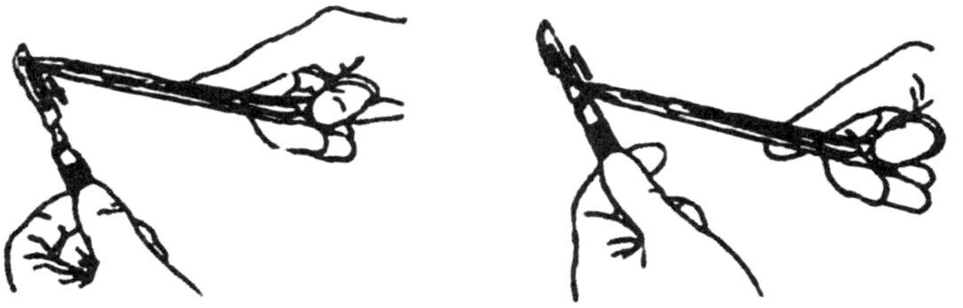

（a）装刀片　　（b）取刀片

图 2-14　装刀及取刀方法

持刀法有 4 种（图 2-15）。指压式是最常用的持刀法。执弓式有如持小提琴的弓，动作范围大而灵活，多用于切开胸部、腹部、肢体皮肤及切断钳夹的组织。执笔式有如握钢笔，用以切割短小切口，用力轻柔而操作精细，动作力量主要在手指。如果刀刃向上又称反挑式。

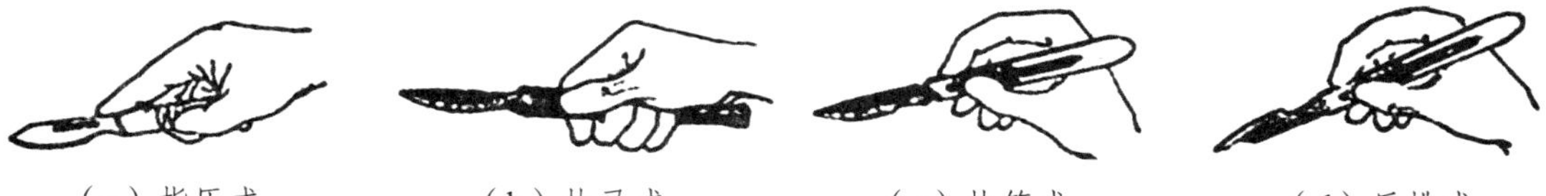

（a）指压式　（b）执弓式　（c）执笔式　（d）反挑式

图 2-15　执刀姿势

2. 剪　刀

粗剪（家用剪刀）用于剪毛、剪断骨骼。手术剪用于剪开皮肤、皮下组织和骨骼肌，还可利用剪刀的尖端插入组织间隙撑开、分离疏松组织。眼科剪用于剪断神经，在插管时用于剪开血管、输尿管。手术剪和眼科剪都有直、弯两种。正确的持剪方法是以拇指和环指分别插入剪柄的两环，中指放在环指的前外方剪柄上，示指轻压在剪柄和刀口交界的轴节处。

3. 气管插管

做动物急性实验时为保证呼吸道通畅，可做气管切开后直接插入气管；也可在开胸实验时接呼吸机用。实验中因不同动物种类及动物的大小不同而选用粗细、长短不同的气管插管。

4. 血管插管

血管插管包括动、静脉插管，左心室插管等。根据动物种类、大小、用途的不同，选用粗细、长短不同的插管。

5. 血管钳

血管钳有长、短、直、弯、有齿和无齿等多种规格，小号止血钳又名“蚊式钳”。血管钳主要用于止血和钝性分离组织，因使用部位不同而所需各异。持钳法与持剪法相同。关闭血管钳时，两手动作相同；但打开血管钳时则是用拇指和示指持住血管钳一个环口，中指和环指持住另一个环口，将拇指和环指轻轻用力对顶一下即可打开。

6. 镊　子

镊子分有齿和无齿两种，也有长、短及直、弯之分。有齿钳用于夹持较坚韧的组织，如皮肤、筋膜、肌腱等。无齿镊用于夹持细软组织，如血管、神经、黏膜等。眼科镊可在做动、静脉插管时扩张切口便于导管插入。正确的持镊方法是用拇指对示指和中指，把持两镊脚的中部，稳而适度地夹住组织。图 2-16 为各类剪、镊、钳等。

7. 持针器及缝针

持针器在机能学实验中专用于夹持缝针进行缝合。其基本结构类似血管钳，但前端齿槽床短、柄长、钳叶内有交叉齿纹，便于夹持缝针，不易滑脱。缝针有直针、半弯针、弯针之分，大、小之别，按针尖横断面的形态不同又分为三角针和圆针。三角针用于缝合皮肤、韧带，圆针多用于缝合软组织，而弯针用于缝合较深部的软组织。

8. 动脉夹

动脉夹主要用于暂时阻断血流，夹闭血压换能器的细胶管；也用于固定头皮输液针等。动脉夹有大、中、小之分，可用于不同的动物。如大号的用于狗，中号用于兔、猫，大鼠、小鼠只能用小号的。

9. 颅骨钻

颅骨钻主要在开颅时钻孔用。

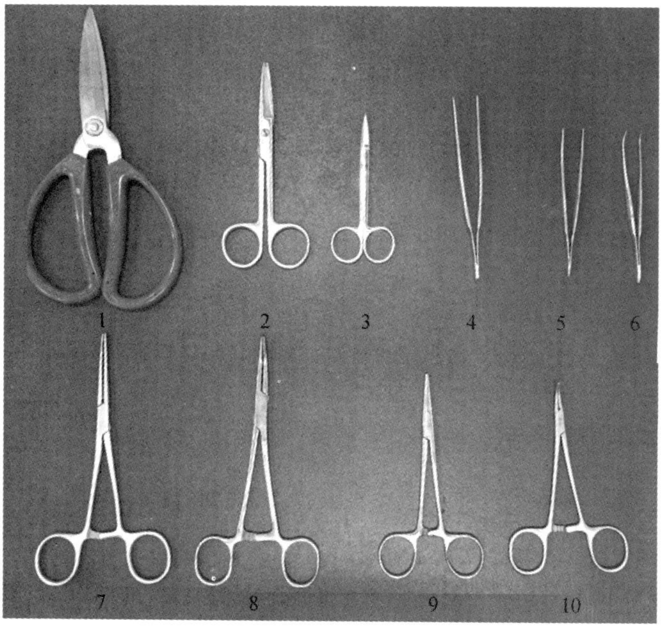

1—粗剪刀；2—组织剪；3—眼科剪；4—组织镊；5—直头眼科镊；6—弯头眼科镊；
7、9—直头血管钳；8、10—弯头血管钳。

图 2-16　各类剪、镊、钳

10. 骨　钳

骨钳常和颅骨钻合用，打开颅腔，暴露脑组织。剪刀式适用于咬断骨质，小蝶式适用于咬切骨片。

11. 输尿管插管

输尿管插管专用于输尿管，以及时收集尿液。

12. 注射器

根据不同实验的不同要求选择不同规格的注射器和针头。针头应尖锐、无钩、无弯曲、无阻塞，套在注射器的接头上旋转后应不松动。使用前用手指堵住针头斜面，轻轻抽拉针栓，应无漏气现象。

13. 手术台

根据实验动物的不同选择不同规格手术台。

图 2-17 为各类插管、骨钳、骨钻、探针等。

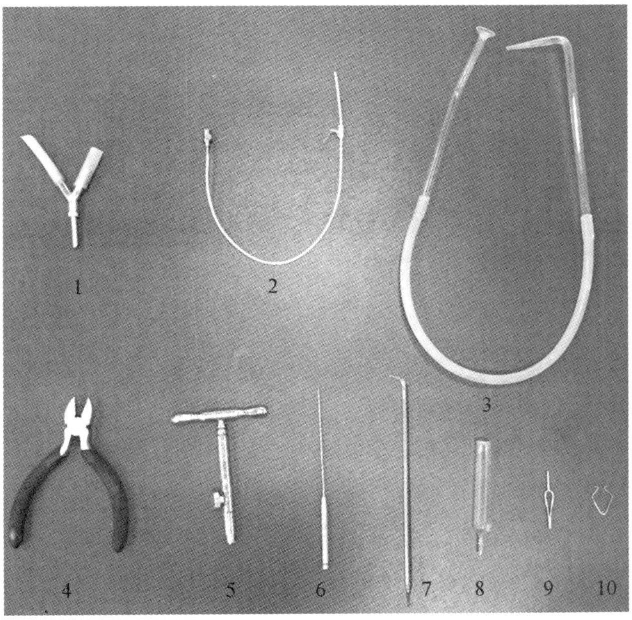

1—气管插管；2—血管插管；3—膀胱插管；4—咬骨钳；5—颅骨钻；6—探针；
7—玻璃分针；8—蛙心插管；9—动脉夹；10—蛙心夹。

图 2-17　各类插管、骨钳、骨钻、探针等

（三）刺激电极

机能学实验中，电刺激可兴奋组织或从可兴奋组织引导各种生物电活动均离不开电极。常用的电极有普通刺激电极、保护电极、引导电极、微电极等，如图 2-18 所示。

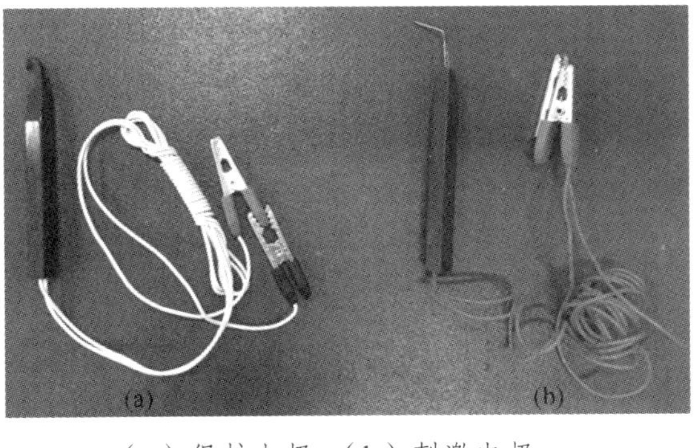

（a）保护电极；（b）刺激电极。

图 2-18　常用电极

1. 普通电极

将两根银丝装嵌在有机玻璃或电木的框套内，银丝上端与引线连接，可作为刺激电极或引导电极。

2. 保护电极

将银丝包埋在绝缘框套内，下端空一空槽，将银丝嵌于槽内，但需裸露少许以便于组织

接触，其他构造与普通电极相同。这种电极可用于刺激在体神经干，以防止周围组织受刺激。

四、虚拟实验室

虚拟实验室是一种基于 Web 技术、VR 虚拟现实技术构建的开放式网络化的虚拟实验教学系统，是现有各种教学实验室的数字化和虚拟化。虚拟实验室由虚拟实验台、虚拟器材库和开放式实验室管理系统组成。虚拟实验室为开设各种虚拟实验课程提供了全新的教学环境。虚拟实验台与真实实验台类似，可自己动手配置、连接、调节和使用实验仪器设备。

1. 主要特点

（1）系统内容包含实验室常见仪器设备，手术器械、实验常用药品及实验动物等均可图文并茂地介绍，起到辅助教师教学的效果。

（2）仿真 20 多个机能学实验，使用虚拟仿真技术模拟动物实验的整个操作步骤，包括动物的麻醉、手术及信号的记录等。

（3）可对每个实验的操作仿真，充分应用多媒体丰富直观的表达形式，将仿真动画、实验录像以及操作说明有机结合起来，既表达整体，也表达细节，便于对实验操作的充分理解和掌握。

（4）可进行实验结果的模拟，对于机体在各种不同实验条件下产生的各种波形进行实时仿真，对于一些平时难于完成的实验起到示范的作用。

（5）可进行实验技能考核。

（6）可以将自己的实验图片、实验录像、实验原理和操作的文字加入到系统中，从而扩充系统的适用性。

2. 使用方法

（1）登录校园网，在校园网 IP 段内，登录网址 http://172.31.129.6:82/index.html。

（2）输入个人账号，系统默认账号和密码均为学生学号。

（3）实验课前，进入系统浏览对应项目的操作视频，并通过人机互动梳理熟悉动物实验的整个操作步骤。模拟实验结果，观察机体在各种不同实验条件下产生的各种波形，并分析原因。

（4）实验课后，通过虚拟实验系统查漏补缺，归纳总结。

（李瑞丰　田茂友）

第二节　常用溶液试剂配制

一、常用生理溶液

常用生理溶液一般用新鲜蒸馏水或重蒸馏水作为溶剂来配制，常用生理溶液成分和配制方法见表 2-1。

表 2-1 常用生理溶液成分和配制方法

成分	生理溶液/$g \cdot L^{-1}$					
	生理盐水	任氏液	任-洛氏液	台氏液	克氏液	戴雅隆液
NaCl	9.0	6.5	9.0	8.0	6.9	9.0
KCl		0.14	0.42	0.20	0.35	0.42
$MgSO_4 \cdot 7H_2O$				0.26	0.29	
$NaH_2PO_4 \cdot 2H_2O$		0.006 5		0.065		
KH_2PO_4					0.16	
$NaHCO_3$		0.2	0.5	1.0	2.1	0.5
$CaCl_2$		0.12	0.24	0.20	0.28	0.06
葡萄糖（$C_6H_{12}O_6$）			1.0	1.0	2.0	0.5
使用时通入气体		空气	氧气	空气或氧气	95%O_2+5%CO_2	95%O_2+5%CO_2
主要用途	用于哺乳动物小量静脉注射	用于蛙类器官（蛙心）	用于哺乳动物心脏	用于哺乳动物肠肌等	用于哺乳动物及鸟类的各种组织	用于大鼠子宫，低钙可抑制自发收缩

二、常用浓度单位的含义

结合 SI 单位与我国法定计量单位，机能实验学中所用试剂及药物的浓度表示主要有以下几种：

（一）质量浓度

质量浓度用 ρ_B 表示，即物质 B 的质量 m_B 除以混合物的体积 V。SI 单位为千克每立方米（$kg \cdot m^{-3}$），医学上常用的单位符号为 $g \cdot L^{-1}$、$mg \cdot L^{-1}$ 和 $\mu g \cdot L^{-1}$（也可表示为 g/L、mg/L 和 μg/L）。机能实验学中大多数试剂及药品常以质量浓度表示，由于使用习惯和方便配制，很多地方仍用%符号表示浓度，如 0.9%NaCl、1.5%戊巴比妥钠、0.01%盐酸肾上腺素等。在使用或配制时应明确其含义，建议表示为 9 g/L NaCl、15 g/L 戊巴比妥钠、0.1 g/L 盐酸肾上腺素。另外，机能实验学中注射用药多以每 mL 溶液含溶质多少 mg 来表示浓度和剂量，如 1 mL∶2 mg、2 mL∶10 mg 等。部分针剂为冻干粉，部分针剂用单位表示浓度和剂量，如肝素钠注射液 2 mL∶1.25 万单位，肝素钠平均分子量 15 000 左右，1 mg 相当于 100 单位（1 mg=100 U）。以上药品如需稀释使用应计算好浓度和用量，一般在使用前用灭菌注射用水稀释或按要求用 NaCl 注射液、葡萄糖注射液等稀释。

（二）质量分数

质量分数用 ω_B 表示，即物质 B 的质量 m_B 与混合物质量 m 之比。质量分数无单位，可以用小数或百分数表示。这种表示在化学试剂的无机酸中多见，如市售浓盐酸（密度为 1.18 g/cm^3）中 HCl 的质量分数为 0.36 或 36%，浓硫酸（密度为 1.84 g/cm^3）中 H_2SO_4 的质量分数为 0.96 或 96%，浓硝酸（密度为 1.40 g/cm^3）中 HNO_3 的质量分数为 0.67 或 67%，这三大强酸在机能实验学中使用较多，有时需要用物质的量浓度表示，其计算式为：

$$物质的量浓度(C_B)=\frac{1\,000\times 密度\times 质量分数}{物质的摩尔质量}\ （mol/L）$$

HCl、H_2SO_4、HNO_3的摩尔质量分别是 36.5 g/mol、98 g/mol、63 g/mol，按上式计算得到的物质的量浓度分别为 11.64 mol/L、18.02 mol/L、14.89 mol/L，若在定性实验中使用可取整数，即分别按 12 mol/L、18 mol/L、15 mol/L 用于稀释计算，在使用这些化学试剂配制溶液时应予以注意。

（三）体积分数

体积分数用ϕ_B表示，即在相同温度和压力下物质 B 的体积 V_B 与混合物的体积 V 之比。体积分数也无单位，可用小数或百分数表示。机能实验学中常见的有消毒用的酒精，如体积分数为 0.75 或 75%的乙醇溶液，指 100 mL 乙醇溶液中含乙醇 75 mL。在用无水乙醇配制不同体积分数的溶液时应予以注意。

三、常用抗凝剂

（一）枸橼酸钠

枸橼酸钠又称柠檬酸三钠（$C_6H_5O_7Na_3\cdot 2H_2O$，分子量 294.10），枸橼酸根离子能与血浆中的 Ca^{2+}结合形成不易离解的可溶性络合物，有效降低凝血因子 Ca^{2+}的作用，从而阻止血液凝固而产生抗凝作用。一般仅用于体外抗凝，常用于制备血液保养液，也可用于红细胞沉降率、凝血试验和动物急性血压实验，不宜作化学检验用。其抗凝能力较弱，血液抗凝浓度为 38 g/L，抗凝比例 1∶9（即 1 份溶液∶9 份血液）。动物实验中常用抗凝浓度有差异，如犬用浓度为 50 ~ 60 g/L，猫用浓度为 20 g/L 与 250 g/L 硫酸钠等量混合，兔用浓度为 50 g/L。

（二）草酸钾

草酸钾亦称乙二酸钾（$K_2C_2O_4\cdot H_2O$，分子量 184.22），草酸根离子能与血浆中的 Ca^{2+}结合形成草酸钙沉淀，起抗凝作用。常用于体外血液抗凝，抗凝浓度 100 g/L，制备成干粉使用。取草酸钾溶液 0.2 mL 于一试管内，管口加上棉塞，适当倾斜并转动试管，使其涂布于试管内壁，然后放入 80 °C 烘箱中烤干备用，可抗凝血液 5 ~ 10 mL。

（三）肝　素

肝素是生理性抗凝物质，主要通过增强抗凝血酶的活性间接发挥抗凝作用。肝素是临床上最常用的抗凝剂，可用于体外抗凝和体内抗凝，在体内的抗凝作用大于体外。临床上常用的肝素钠注射液每支（2 mL）含肝素 12 500 U，1 mg 相当于 100 U，其浓度为 62.5 g/L。使用时常配制成 10 g/L（即质量浓度为 1%，该溶液 1 mL=10 mg=1 000 U），将 1 支注射液用生理盐水稀释至 12.5 mL 即可。体外抗凝时，取 1%肝素钠溶液 0.1 mL 于一试管内，管口加上棉塞，适当倾斜并转动试管，使其涂布于试管内壁，然后放入 80 °C 烘箱中烤干备用，可抗凝血液 10 mL；体内抗凝时静脉注射剂量为 500 ~ 1 000 U。

（四）草酸钾-草酸铵混合剂

草酸钾 0.8 g，草酸铵 1.2 g，加蒸馏水溶解并稀释至 100 mL。取 0.5 mL 于试管内，烘干备用。每管可使 5 mL 血液不凝。只适于红细胞比容测定，不能用于血液非蛋白氮测定。

（五）乙二胺四乙酸（EDTA）盐

乙二胺四乙酸盐是一种配位剂，常用 EDTA 二钠盐、二钾盐，均可与血液中的钙离子结合形成配位化合物，从而阻止血凝，有效抗凝浓度为 1～2 mg/mL 血液。EDTA 盐对血细胞和血小板形态影响很小，适用于血小板计数、全血细胞分析仪等。EDTA 二钠盐，通常配成 15 g/L 水溶液，即准确称取 EDTA 二钠盐 15 g 溶解、稀释至 1 L。取上述溶液 0.5 mL（含溶质 7.5 mg）于试管中，干燥后可抗凝血液 5 mL。EDTA 二钾盐比 EDTA 二钠盐易溶于水，国际血液学标准化委员会（ICSH）建议，血细胞分析仪用 EDTA 二钾盐（EDTA-K_2·$2H_2O$）作抗凝剂，抗凝浓度为 1.5～2.2 mg/mL 血液。

四、药物剂量的换算

（一）动物间药物剂量按动物体型系数的换算

机能学实验中常用药物剂量按体重计算（mg/kg）。动物种属不同时，每千克体重剂量亦不同。即使同种动物也会因体重不同而所给药物剂量不同。因而应准确计算出不同种属、同种属但不同体重动物的剂量。

给药剂量计算公式如下：

$$dB = dA \times \frac{R_B}{R_A} \times \left(\frac{W_A}{W_B}\right)^{1/3}$$

式中　dA、dB 是 A、B 两种动物每千克体重所需剂量（mg/kg）。RA、RB 是动物体型系数，可由表 2-2 查到。W_A、W_B 是动物的体重（kg）值。

表 2-2　不同种属动物体型系数

动物种属	小鼠	大鼠	豚鼠	兔	猫	猴	犬	人
R（动物体型系数）	59	90	99	93	82	111	104	100

例 1：已知 12 kg 成年家犬剂量为 33 mg/kg，求 4 kg 幼犬给药剂量。

dA=33 mg/kg，查表知，RA=RB=104，W_A=12 kg，W_B=4 kg。

则　4 kg 幼犬的给药剂量

$$dB = 33 \times \frac{104}{104} \times \left(\frac{12}{4}\right)^{1/3} = 47.6\text{（mg/kg）}$$

例 2：已知 20 g 小鼠用药剂量为 3.2 mg，求 12 kg 家犬每千克体重给药剂量。

dA=3.2 mg/0.02 kg=160 mg/kg，查表知，RA=59，RB=104，W_A=0.02 kg，W_B=12 kg。

则

$$dB = 160 \times \frac{104}{59} \times \left(\frac{0.02}{12}\right)^{1/3} = 33.4\text{（mg/kg）}$$

（二）人和动物间按体表面积折算等效剂量的换算

前述公式用于计算动物间给药剂量较为准确，但相对较复杂。一般情况下可用查表法（表2-3）大略换算。

表 2-3　人和动物间按体表面积折算的等效剂量换算表

	人和动物间按体表面积折算的等效剂量比值							
	小白鼠（20 g）	大白鼠（200 g）	豚鼠（400 g）	家兔（1.5 kg）	猫（2.0 kg）	猴（4.0 kg）	狗（12 kg）	人（70 kg）
小白鼠（20 g）	1.0	7.0	12.25	27.8	29.7	64.1	124.2	387.9
大白鼠（200 g）	0.14	1.0	1.74	3.9	4.2	9.2	17.8	56.0
豚鼠（400 g）	0.08	0.57	1.0	2.25	2.4	5.2	10.2	31.5
家兔（1.5 kg）	0.04	0.25	0.44	1.0	1.08	2.4	4.5	14.2
猫（2.0 kg）	0.03	0.23	0.41	0.92	1.0	2.2	4.1	13.0
猴（4.0 kg）	0.016	0.11	0.19	0.42	0.45	1.0	1.9	6.1
狗（12 kg）	0.008	0.06	0.10	0.22	0.23	0.52	1.0	3.1
人（70 kg）	0.002 6	0.018	0.031	0.07	0.078	0.16	0.32	1.0

例 1：由大鼠的给药剂量换算成狗的给药剂量。

12 kg 狗与 200 g 大鼠在表中相交处等效剂量比值为 17.8，如某药物大鼠的剂量为 250 mg/kg，200 g 大鼠给药量为 250×0.2=50 mg，于是 50×17.8/12≈74 mg/kg，即为狗的适当使用剂量。

例 2：把人的临床剂量转换为实验动物的剂量。

如：人的临床剂量为 X mg/kg，换算成大鼠的剂量：

大鼠的剂量=X mg/kg×70 kg×0.018/200 g
=X mg/kg×70 kg×0.018/0.2 kg
=6.3 X mg/kg.

这也就是说，按单位体重的剂量来算，大鼠的等效剂量相当于人的 6.3 倍。

这种换算关系的前提是，各种动物对某药的敏感程度是一样的。在上述的折算关系中是没有考虑到种属差异的。我们理想地认为，对任何药物，各种动物和人的敏感程度是完全一样的。这是折算等效剂量的一个重要的前提。但在实际工作中，不同动物对同一药物的代谢方式和敏感程度是有差异的。例如：犬无汗腺，对发汗药不敏感，而对流涎药比较敏感；大鼠无胆囊，对利胆药及有明显肝肠循环的药物与其他动物差别较大；鼠和兔对催吐药不敏感，而犬猫则较为敏感；吗啡对一般动物有抑制作用，但却对猫引起兴奋等。如果机械地按等效剂量去算，可能难以达到理想的效果。因此，不能把这个所谓的等效剂量完全照搬，需在工作中参考等效剂量，探索最佳剂量。

（田茂友　李瑞丰）

PART THREE

第三章 常用实验动物与动物伦理

第一节 实验动物的分类

实验动物是指根据研究的需要人工驯养、繁殖、培育的动物。实验动物要求动物遗传背景明确，来源清楚，并对其进行微生物控制。实验动物不同于实验用动物，后者是指一切用于实验的动物，其中除了符合严格要求的实验动物外，还包括家畜和野生动物。野生动物家畜化，家畜动物种群化，实验动物纯系化，是野生动物演变为实验动物的过程。

一、按遗传学控制分类

根据实验动物遗传的均一性、敏感性和一致性，将实验动物分为三类：

1. 近交系动物（inbred strain animals）

近交系动物又称纯系动物，指全同胞兄妹或亲子之间连续交配二十代以上而培育出的纯品系动物。一般以小鼠为典型代表，较大动物的纯种培育则很难成功。其特点是一个种群的所有同源染色体的相对位置都具有相同基因。这种品系主要应用于遗传、肿瘤和免疫学等领域。

2. 杂交群动物（hybrid strain animals）

杂交群动物也称杂交一代动物（first filial generation），简称 F_1 动物，指两个不同的近交系之间有目的地进行交配，所产生的第一代动物。具有遗传相似、表型一致的特点。此种动物具有杂交优势、生命力旺盛、繁殖率高、生长快、抗病力强、实验结果重复率高等优点。

3. 封闭群动物（closed colony animals）

封闭群动物又称远交群，指一个种群在 5 年以上不从外部引进新血缘，仅由同一品系的动物在固定场所进行随机交配并保持繁殖的动物群。这类动物和近交系不同，在动物群的个体之间具有某种程度的遗传学差异。因其生活力和繁殖力比近交系强，因此封闭群动物更为常用。例如昆明小鼠、LACA 小鼠、Wistar 大鼠、SD 大鼠、新西兰白兔、青紫蓝兔、大耳白兔等均属此类。

二、按微生物控制分类

目前，按我国的实际情况，通过微生物学的监察手段，按对微生物控制的净化程度，将实验动物分为四级：一级为普通动物，二级为清洁动物，三级为无特定病原体动物，四级为无菌动物。

1. 普通动物（conventional animals）

普通动物指未经积极的微生物控制，饲养在开放系统的动物，是微生物控制程度最低的动物。这类动物只能用于一般性实验及教学，不适用于研究实验。

2. 清洁动物（clean animals）

清洁动物又称最低限度疾病动物，指采自屏障系统的 SPF 动物，饲养在设有双走廊的、温湿度恒定的屏障设施中的动物。动物所用的饲料、垫料及用品等应经过高压消毒，空气经过一定的过滤处理，工作人员要穿干净的工作服。这种动物不允许带有人畜共患病原体和动物烈性传染病病原，不携带对动物危害大和对科研干扰大的病原。

3. 无特定病原体动物（specific pathogen free animals，简称 SPF 动物）

无特定病原体动物指体内无特定微生物和寄生虫的动物，而非特定的微生物和寄生虫是允许存在的，但不带有潜在感染和条件致病菌，因此其实际上是指无传染病的健康动物。SPF 动物在医学领域中应用广泛。

4. 无菌动物（germ free animals）

无菌动物指机体内外不带有任何可检测出的微生物和寄生虫的动物。此种动物在自然界中并不存在，必须用人为的方法培养。一般将临产前的健康动物处死，按无菌手术进行剖腹，切除带胎子宫，放入隔离器中取胎，人工喂养。无菌动物要饲养在无菌的隔离器内，无菌动物所用的饲料、饮水、垫料和用品都必须要经过无菌处理，空气也要经过滤除菌。这类动物由于排除了微生物的干扰，故研究结果准确、可信。

（李瑞丰　梁岚）

第二节　机能学实验室常用实验动物

动物的种属差异是影响药物作用的因素之一。一般在分类上与人类接近的动物的反应性和人类比较接近。如研究药物对高级神经活动的影响，常选用猴和犬；观察药物的变态反应时，采用豚鼠较适宜；氯霉素引起再生障碍性贫血只有用鸭子才能制造此种病理模型。只有研究传出神经药物对心肌的反应，各种动物基本上均适用。现简单介绍常用实验动物的特点及其在机能学实验中的应用。

一、蟾蜍（Toad，*Bufo bufo*）和青蛙（Frog，*Rana nigromaculata*）

两者均属两栖纲，无尾目，蟾蜍属蟾蜍科，青蛙属蛙科。

1. 生物学特性

（1）两者均为变温动物，皮肤湿润，有腺体无鳞片。幼体是蝌蚪，用鳃呼吸，成体尾巴消失，在陆上生活，用肺和皮肤呼吸。

（2）心脏有 2 个心房，1 个心室，心房心室区分不严格，动静脉血液混合。雄蛙头部两侧各有一个鸣囊（蟾蜍无鸣囊）。蟾蜍背部皮肤上有许多疣状突起的毒腺，可分泌蟾蜍毒液，尤以眼后的椭圆状耳腺分泌毒液最多。

（3）蟾蜍发情时间为 4 日～4 周，每年 2 月下旬至 3 月下旬发情一次，产仔 1 000～4 000 个，寿命 10 年。

2. 蟾蜍和青蛙的实验应用

蟾蜍和青蛙的心脏在离体情况下仍能较长时间有节奏地搏动，常用于制备体外心脏标本，以观察药物对心肌的作用，或用于心功能不全、致病因素对心脏的直接作用等模型。蛙舌和肠系膜是观察炎症和微循环变化的良好标本。青蛙和蟾蜍的坐骨神经腓肠肌标本可用来观察药物对外周神经或神经骨骼肌接头的作用。腹直肌标本可用于乙酰胆碱和箭毒类药物的鉴定。整体蛙还可用于中枢神经系统兴奋作用部位的分析。另外，蛙类也可用于水肿和肾功能不全的实验。

二、家兔（Rabbit，*Oryctolagus curiculus*）

家兔属哺乳纲，兔形目，兔科，草食性哺乳动物。常用的家兔为真兔属。生物医学研究应用的家兔由野生穴兔驯化而来，多为欧洲兔的后代，常用的有新西兰兔、青紫蓝兔、荷兰兔、弗莱密西兔、大耳白兔等。

1. 生物学特性

（1）家兔性情温驯，胆小怕惊，捕捉时易到处乱窜，爪锋利，易伤人。

（2）耐冷不耐热，耐干不耐湿，喜安静、清洁、干燥的环境。

（3）嗅觉、听觉灵敏。能凭嗅觉辨别亲生和非亲生仔兔，并拒绝给非亲生仔兔哺乳。突然的噪声可引起兔后肢瘫痪，甚至导致雌孕兔流产。

（4）喜夜间活动，采食、交配、分娩等多在夜间进行，白天常处于闭目休息状态。

（5）喜独居，排粪固定一角，有夜间自食粪便的习性。

2. 解剖生理学特点

（1）正常体温在 38.5～39.5 °C 之间，静态时以腹式呼吸为主，每分钟 20～120 次。汗腺不发达，室温高于 30 °C 时会增加呼吸频率利于散热，室温高于 35 °C 常导致死亡。

（2）耳朵大，血管清晰可见，便于注射、取血。颈部有单独的减压神经分支。

（3）家兔胸部的中央纵隔将胸腔一分为二，心包膜将心脏单独隔出，因此做心脏手术，如不破坏纵隔，它可以正常呼吸而不必人工辅助呼吸。

（4）家兔心脏传导组织中几乎没有结缔组织，主动脉无化学感受器，仅有压力感受器，减压神经与迷走神经、交感神经干完全分开。心血管系统比较脆弱，常在手术时易反射性衰竭。

（5）家兔为刺激性排卵，雌兔每半个月左右发情排卵一次，每胎产仔 7～10 只，寿命约 8 年。

（6）家兔系草食动物，单胃，盲肠发达，在消化系统方面与人差异较大，此外家兔胃常处于排空状态，不会产生呕吐反射，所以不适于这些问题的研究。

（7）家兔的抗空气感染力强，术后不易感染。

（8）不同品系的兔，性成熟年龄略有差异，一般雌性为 5 ~ 6 个月，雄性为 7 ~ 8 个月。兔无明显的发情周期，一年四季均可交配繁殖。妊娠期为 30 ~ 33 天，哺乳期 40 ~ 45 天，兔的生育年龄为 5 ~ 6 年，平均寿命为 8 年。

3. 兔的实验应用

家兔是机能学实验常用的大动物，多用于急性实验，也可用于慢性实验，能复制多种病理过程和疾病，如水肿、发热、炎症、电解质紊乱、失血性休克、动脉粥样硬化等。兔可用于直接记录心电、血压、呼吸以及脑电等。成年雌兔可以诱发排卵，用于避孕药的研究。因兔的体温比较稳定，故可用于解热药实验与注射剂的致热原检查。体外兔心脏可作为观察药物对哺乳类心脏直接作用的合适模型。体外兔耳和兔肠常用于观察药物对血管和肠道平滑肌的作用。

三、小鼠（Mouse，*Musculus*）

小鼠属哺乳纲，啮齿目，鼠科，鼠属。

1. 生物学特性

（1）小鼠体型小，发育成熟时，体长通常小于 15.5 cm。

（2）小鼠性情温顺，易于捕捉，胆小怕惊，对外来刺激极为敏感。

（3）喜群居在较暗的安静环境，昼伏夜出，傍晚开始活跃。喜欢啃咬，非同窝雄鼠好斗。雄鼠具有分泌醋酸铵臭气的特性。

（4）不耐冷热，不耐饥饿，对环境的适应性差，对疾病的抵抗力低，对多种毒素、病原体和致癌物质具有易感性。

2. 解剖生理学特点

（1）门齿终生不断生长，肝脏分四叶，雄鼠脾脏比雌鼠明显大，可达 50%。胃分左边薄壁无腺区和右边厚壁有腺区。

（2）成熟早，繁殖力强。6 ~ 7 周龄时性成熟，雌鼠性周期 4 ~ 5 天，发情 2 ~ 3 小时后可排卵，一次排卵 10 ~ 23 个，妊娠期 19 ~ 21 天，哺乳期 20 ~ 22 天。每胎产仔 8 ~ 15 个，一年产 6 ~ 10 胎，属于全年多发情性动物，生育期 1 年，寿命 2 ~ 3 年。

（3）有褐色脂肪组织，在寒冷环境中，参与代谢。

3. 小鼠的实验应用

由于小白鼠繁殖周期短，产仔多，生长快，饲料消耗少，价格低廉，温顺易捉，操作方便，因此在医学实验中被广泛使用。特别适合于需要大量动物的实验，如药物筛选、半数致死量和药物的效价比较等，还可用于制作各种实验性疾病的病理模型，在各种药物和疫苗等生物鉴定工作中也很常用。

四、大鼠（Rat，*Rattus norvegicus*）

大鼠属哺乳纲，啮齿目，鼠科，大鼠属。

1. 生物学特性

（1）大鼠性情温顺，行动迟缓，易激怒，方法粗暴或惊吓时很凶暴，抓捕时易咬手。

（2）大鼠嗅觉发达，食性较杂。

（3）喜居安静环境，夜间活跃。

（4）对外界刺激敏感，空气中的灰尘、氨、硫化氢会引起其肺部大面积坏死。高温时会流出唾液调节体温，易中暑。

2. 解剖生理学特点

（1）大鼠抗病力较强，对营养物质如维生素、氨基酸的缺乏敏感，可以发生典型症状。

（2）大鼠不能呕吐，无胆囊，无汗腺，尾巴为散热器官。

（3）大鼠（包括小鼠）心电图中没有 S-T 段，甚至有的导联也不见 T 波。

（4）大鼠繁殖力强，2 月龄时性成熟，性周期 4 天左右，妊娠期 20 天，一胎产仔 8 只左右，为全年多发情性动物，寿命 3～4 年。

3. 大鼠的实验应用

大鼠较小鼠体大，又具有小鼠的其他优点，所以对需要做较大体型的实验，用大鼠比较合适，如离体心脏灌流、直接记录心室内压等。另外，大鼠对许多药物的反应常与人类一致，尤其是对人类致病的病毒、细菌等非常敏感，因此，大鼠广泛用于高级神经活动、心血管、内分泌、实验性肿瘤及营养等方面的研究。由于大鼠价格较便宜，所以某些实验（如缺氧、失血性休克等），可以用大白鼠代替家兔而不影响实验结果，但实验技术的操作难度较家兔略大。

小鼠、大鼠和兔的常用生理生化指标的正常值见表 3-1。

表 3-1　小鼠、大鼠和兔的正常生理生化数值

	小鼠	大鼠	家兔
体温（直肠，°C）	37～39	38.5～39.5	38.5～39.5
心率（平均，次/分）	600	328	205
收缩压（清醒，kPa）	12.7～14	11～16	12.7～17.3
呼吸频率（平均，次/分）	163	86	51
通气量（mL/分）	24	73	1070
血红蛋白（g/L）	100～190	120～175	80～150
红细胞（$\times 10^{12}$/L）	7.7～12.5	7.2～9.6	4.5～7.0
白细胞（$\times 10^{9}$/L）	4.0～12.0	5.0～25.0	6.0～13.0
血小板（$\times 10^{10}$/L）	15.7～26	10～30	26～30
总血量（占体重%）	8.3	7.4	8.7
血清 K^+（mmol/L）	—	3.8～5.4	2.7～5.1
血清 Na^+（mmol/L）	—	126～155	155～165
血清 Cl^-（mmol/L）	—	94～110	92～112
血清 Ca^{2+}（mmol/L）	—	31～52	5.6～8.0

五、国内外优秀实验动物站点

1. 杰克逊实验室（Jax，The Jackson Laboratory）：https://www.jax.org/cn

2. 中国实验动物信息网：http://www.lascn.net/

3. 美国实验动物科学技术协会（AALAS，The American Association for Laboratory Animal Science）：https://www.aalas.org/

4. 中国食品药品检定研究院：https://www.nifdc.org.cn/nifdc/

5. 中国医学科学院医学实验动物研究所 北京协和医学院比较医学中心：https://www.cnilas.org/

6. 动物福利大学联合会（UFAW，Universities Federation for Animal Welfare）：https://www.ufaw.org.uk/

7. 实验动物杂志（Lab Animal）https://www.nature.com/laban/

8. 广东省实验动物信息网：https://gd.lascn.net/default.aspx

（李瑞丰　梁岚）

第三节　实验动物的基础操作技术

一、实验动物的捉拿和固定

动物的捉拿和固定是进行动物实验的基本操作，实验者应当熟练掌握。应根据动物习性的不同，用相应的方法迅速将其固定在便于实验操作和观察记录的体位，要求整个过程要大胆仔细，不可粗暴。下面介绍几种常用实验动物捉拿和固定的方法。

1. 蛙类的捉拿和固定

用左手将蛙的背部紧贴手掌固定，以中指、环指、小指压住其左腹侧和后肢，拇指和示指分别压住左、右前肢，右手进行操作（图 3-1）。在捉拿蟾蜍时，注意勿挤压其两侧耳部突起的毒腺，以免毒液射到眼中。如实验时间较长，可破坏其脑脊髓或麻醉后用大头针固定在蛙板上。依实验需要采取俯卧位或仰卧位固定。

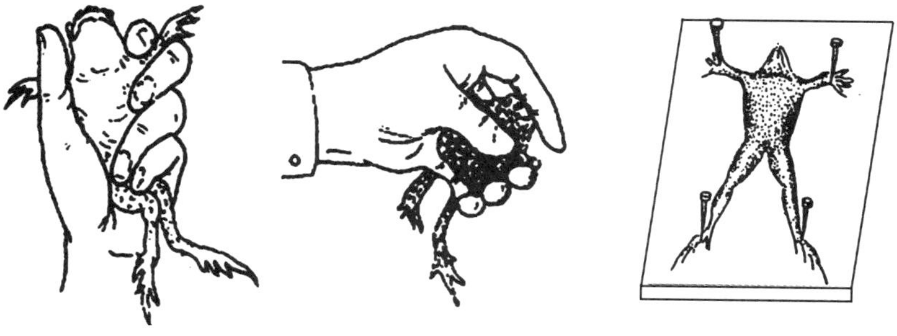

（a）捉拿方法　（b）捉拿方法　（c）固定方法

图 3-1　蛙类的捉拿和固定

2. 家兔的捉拿和固定

1）家兔的捉拿

家兔习性温顺，除脚爪锐利应避免被其抓伤外，较易捕捉。兔自笼内取出时，应用拇指与其他四指抓住其项背部皮肤，轻轻提离笼底，再以另一手托住其臀部，将其重心承托在掌上。切忌以手抓提兔耳、拖拉四肢或提拿腰背部，强行从笼中拖出（图 3-2）。

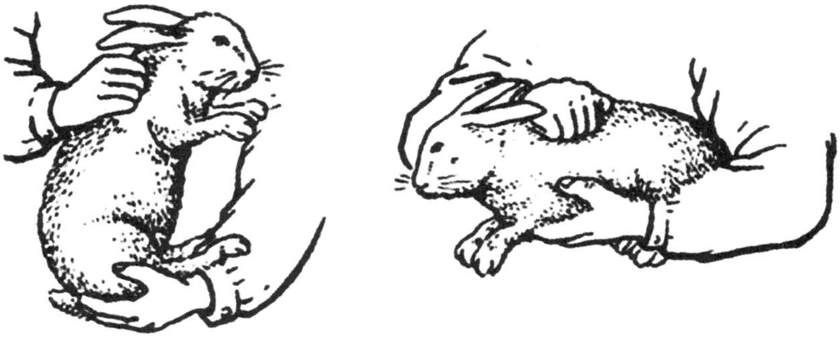

图 3-2　兔的捉拿方法

2）家兔的固定

依不同的实验需要，可选用兔盒固定或兔台固定。

（1）兔盒固定（图 3-3）：若仅作兔头部操作，如耳缘静脉注射、取血或观察耳部血管的变化等，可将兔放入木制或铁制的兔盒内，使头部伸出兔盒前壁凹形口，关上兔盒顶盖即可。

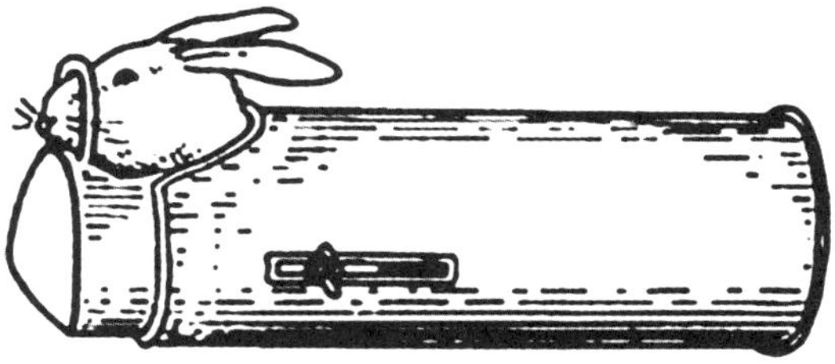

图 3-3　兔盒固定

（2）兔台固定（图 3-4）：常用背位交叉固定法，可用于急性实验，如颈、胸、腹部、腹股沟部手术以及观察描记血压、呼吸等。方法是：用固定带分别套住家兔的四肢（前肢固定于腕关节上，后肢固定于踝关节以上），抽紧固定带，然后将兔仰卧位放在兔台上。最后将头部用兔头固定器固定，适当调整兔头固定器的高度，使兔的颈部平直。要做到固定牢、体位正。

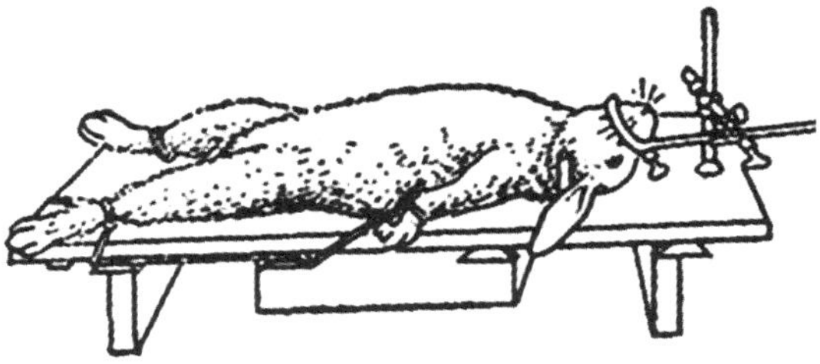

图 3-4　兔台固定

3）大白鼠的捉拿和固定

大白鼠被激怒后易咬人，所以在实验前应尽量避免刺激它，捕捉时应戴帆布手套捉拿，而不用止血钳钳夹其皮肤。方法是：先捉住大鼠的尾巴，将其从鼠笼提出，置于实验台上，操作同小鼠（图 3-5）。左手将大鼠压住，示指放在左前肢前，中指放在左前肢后，将头部和上肢固定在手中，再用手掌和其余手指的力量将鼠身握住，用右手拉住其尾部，将尾巴拉紧，另一人即可协助。也可以用一手抓其颈部皮肤，另一手拉紧其尾部将其短时固定。若要手术，则需在大白鼠全麻后固定在大鼠板上。

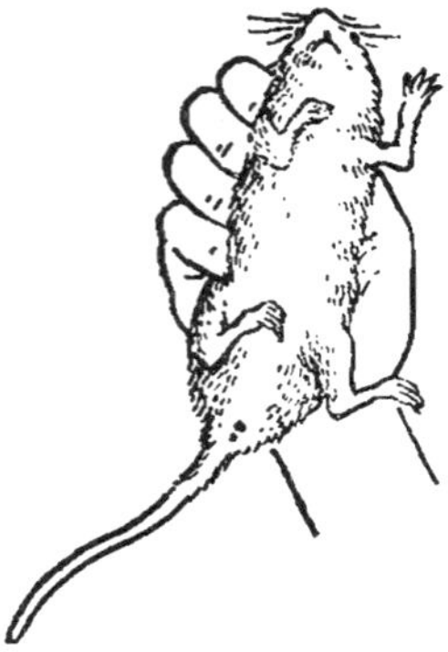

图 3-5　大鼠捉持方法

4）小白鼠的捉拿和固定（图 3-6、图 3-7）

小白鼠较大白鼠温和，一般不需戴手套捕捉，但也要提防被它咬伤。方法是：用右手抓住鼠尾将其从笼中提出并置于鼠笼上，在其向前爬行时，将鼠尾略向后拉，然后以左手拇指与示指夹住颈后部皮肤，使鼠离开鼠笼，用左手环指和小指压住鼠尾及后肢，小鼠即被固定。若要手术，则需在小鼠全麻后固定在小鼠板上。

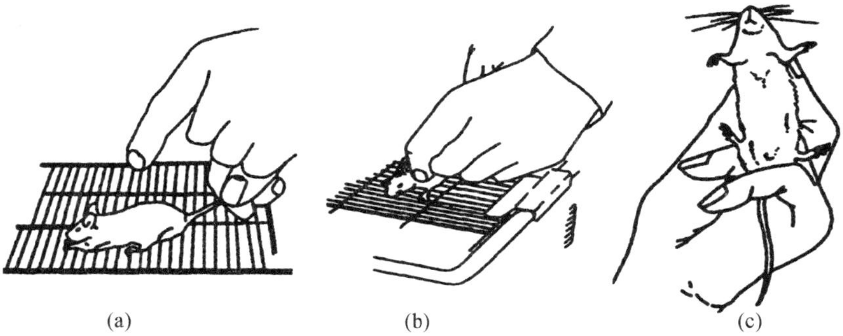

(a)　(b)　(c)

图 3-6　小鼠捉持方法

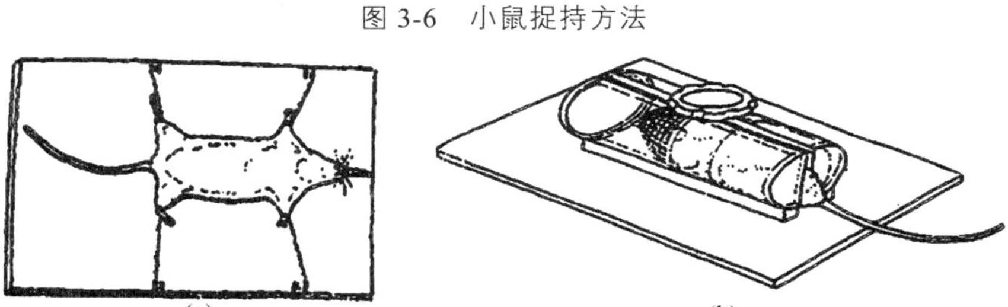

(a)　(b)

图 3-7　鼠类的固定方法

二、实验动物被毛去除方法

动物的被毛常能影响实验操作和结果的观察，因此手术操作前常需去除动物的被毛，去毛范围应大于手术野。目前常用的去毛方法有以下三种：

1. 剪毛法

动物固定后，用粗剪刀紧贴皮肤依次剪去被毛。剪毛时要以左手把皮肤绷紧，切忌一手提起被毛，另一手剪，这样容易剪破皮肤。剪下的毛要放入盛毛盒内，并用温纱布擦去剪好部位留下的毛以防止被毛到处飞扬。

2. 拔毛法

兔耳缘静脉注射或取血时以及给大、小白鼠作尾静脉注射时，需将其局部被毛拔去，拔毛可刺激局部皮肤，有使血管扩张的作用。

3. 脱毛法

多用于无菌手术视野的准备以及观察动物局部皮肤血液循环等。方法是：首先剪短动物被毛，然后涂脱毛剂，2～3 min 后用温水清洗干净，最后涂上一层凡士林。

三、实验动物的麻醉

机能学实验的一些动物实验，特别是需要手术的实验，为减轻疼痛、减少动物的挣扎和保持其安静并便于操作，通常对动物采取必要的麻醉。针对实验目的、手术方法、部位以及动物种类不同采用不同的麻醉剂和麻醉方法。

1. 麻醉剂分类

1）挥发性麻醉剂

如乙醚、氯仿等。乙醚吸入麻醉比较常用，适用于各种动物。

乙醚麻醉注意事项：① 乙醚可强烈刺激动物呼吸道黏膜而产生大量分泌物，造成呼吸道阻塞，可在麻醉前半小时皮下注射阿托品（0.1 mL/kg），以减少呼吸道黏膜分泌物。② 乙醚吸入过程中应密切注意动物反应，以免动物挣扎，呼吸变化较大，乙醚吸入量及速度不易掌握，吸入过多，麻醉过度使动物死亡。③ 乙醚易燃易爆，应用时注意远离火源。

2）非挥发性麻醉剂

如苯巴比妥钠、戊巴比妥钠、氨基甲酸乙酯（乌拉坦）等。这些麻醉剂使用方便，一次给药可维持较长的麻醉时间，麻醉过程平稳，但缺点是动物苏醒较慢。

2. 麻醉方法

1）局部麻醉

常用于表层手术的麻醉，如颈、股部手术，主要用于要求全身浅麻醉或清醒动物时减轻动物疼痛的实验。

常用的局部麻醉药有普鲁卡因、利多卡因、丁卡因等。

一般将药物在手术部位做皮内注射或皮下组织浸润注射。首先沿切口方向将针头刺入皮下（注意不能刺得太深以免进入肌肉组织），回抽针芯无回血后，注入少量药使之形成一皮丘，然后边进针边注药直至整个手术区域均被浸润，最后在注药部位轻轻揉压以使药物浸润速度加快。因不同部位黏膜组织吸收局麻药物的速度不同，故相同局麻药在不同部位的应用剂量也有所不同。兔颈部一般需 3 mL 左右，股部需 2 mL 左右。在手术过程中可根据需要追加局麻药。

局部麻醉时应注意：① 需严格控制用药剂量，以免出现毒性反应。② 每次注射前应先回抽，以免将局麻药注入血管。③ 麻醉期间，动物往往出现体温下降，应注意保温。

2）全身麻醉

常用于手术部位较深或手术范围较广的情况，如心脏手术等。

动物完全麻醉的标准是：瞳孔缩小到原有的 1/4，角膜反射迟钝，呼吸变深、变慢，四肢松弛无力，腹松软无紧张。

全身麻醉分为注射麻醉和吸入麻醉两种。

（1）注射麻醉。

多采用腹腔注射或静脉注射给药。

静脉注射麻醉速度快，兴奋期短而不明显，但操作有一定难度，较适合兔、狗等静脉穿刺较方便的动物。可根据动物反应随时调整注射速度和剂量，以准确达到所需麻醉深度。静脉注射麻醉时，一般应将计算用药量的 1/3 快速注入（但也不宜过快），使动物迅速渡过兴奋期，其余 2/3 应缓慢注射，以防麻醉过度。静脉注射过程中，密切观察动物呼吸频率和节律，如呼吸过度减慢或不规则，应暂停或减慢注射，并且随时检查动物肌张力和对夹捏肢体皮肤的反应，以判断麻醉深度，直至达到所需麻醉状态。

腹腔注射常用于大小鼠、豚鼠和猫的麻醉，一般将计算麻醉剂量一次性注入，操作较为简便，但麻醉作用慢，兴奋期表现较明显，麻醉深度不易掌握。

注射麻醉时应注意：① 密切观察动物呼吸，根据呼吸随时改变注药速度。② 如用药量已达参考剂量而动物仍呼吸急促，对夹捏末端肢体的挣扎反应明显，可继续缓慢加注麻醉药（但氯醛糖例外，需等候一段时间），直到麻醉满意。腹腔注射一次加用剂量不能超过计算总量的 1/5。③ 麻醉期间，动物体温调节受到抑制，往往出现体温下降，应给动物采取保温措施。

（2）吸入麻醉。

多用于大白鼠和小白鼠。将动物放入一个事先置有浸蘸乙醚棉球的干燥器内，待动物吸入乙醚倒下后立即取出。由于乙醚的作用时间短，可准备一个内放浸有乙醚棉球的小烧杯，在动物麻醉变浅时扣在其鼻部补吸乙醚，维持麻醉。注意：乙醚易挥发、燃点很低，遇火容易燃烧，故操作过程中严禁明火。

由于不同麻醉剂作用时间长短以及毒性的差别，因此在进行注射麻醉时要严格控制药物浓度、注射速度和用药剂量（表 3-2）。

表 3-2　常用注射麻醉剂的用法和用量

麻醉剂	动物	给药方法	剂量/mg·kg^{-1}	常用浓度/g·L^{-1}	维持时间
戊巴比妥钠	狗、兔	静脉	30	30	2～4 h，中途追加 1/5 量，可维持 1 h 以上，麻醉力强，易抑制呼吸
		腹腔	40～50	30	
	大、小鼠	腹腔	40～50	20	
乌拉坦	兔	静脉	750～1 000	200	2～4 h，毒性小，主要适用于小动物麻醉
	大、小鼠	腹腔	800～1 000	200	
氯醛糖	大白鼠	腹腔	50	20	3～4 h
	兔	静脉	80～100	20	

四、实验动物的取血方法

1. 家兔的取血方法

（1）耳缘静脉取血：拔去血管表面皮肤被毛，用小血管夹夹住耳根部，轻弹耳壳，或以二甲苯涂擦局部使血管扩张，然后用酒精擦净。用注射器在血管末梢端刺破取血或将针头逆血流方向刺入血管内取血，取血完毕用棉球压迫止血。

（2）耳中央动脉取血：采血前先用 1%普鲁卡因 2 mL 注入耳根部后下方冠状窦与侧窦间隙的深层组织以阻滞耳神经，待耳动脉充血后即可穿刺取血。此法动脉扩张约 5 min，采血量可达 10 mL 以上。

（3）颈外静脉或颈总动脉取血：动物麻醉固定后做颈部手术，分离出颈外静脉或颈总动脉（见颈部手术方法）。用注射器针头向颈外静脉的头侧刺入或颈总动脉的向心方向刺入取血。也可放置血管插管以供反复取血使用。

（4）股动脉或股静脉取血：首先分离出股动脉或股静脉（见腹股沟部手术方法），用注射针头向股静脉肢侧方向或股动脉的向心方向刺入取血。当然也可分别插管，供反复取血使用。

（5）心脏取血：使家兔仰卧固定，手持注射器在三、四肋间胸骨左缘 3 mm 处垂直刺入心脏，血液借心脏搏动进入注射器，一次可取血 20～25 mL，经 6～7 天后可以重复进行心脏穿刺。穿刺时动作应迅速，注意针头不要在胸腔内左右摆动，以防伤及心肺。

2. 大鼠和小鼠的取血方法

（1）尾静脉取血：尾静脉可反复小量取血。固定动物后，把鼠尾放入 45～50 °C 的温水中，或擦拭二甲苯使尾部血管扩张，剪去鼠尾尖 0.3～0.5 cm，让血流入盛器，或用血红蛋白吸管吸取，必要时用手轻轻从尾根部向尾尖部挤压，取血后用胶布压迫止血或电烙止血。

（2）眼球后静脉丛取血：取 10 cm 长的玻璃管，将一端烧制拉成 1～1.5 mm 的毛细管（吸管头呈斜角），把玻璃管浸入 1%肝素溶液，干燥后使用。用乙醚吸入麻醉小鼠或大鼠，使其侧卧。左手拉紧眼眶周围皮肤，并轻轻向下压迫颈部以阻碍静脉回流，并使眼球外突，右手持毛细管，由眼内眦部刺入，使毛细管沿眶壁推进并不断向下捻动，插入 4～5 mm 即达球后静脉丛，血自毛细管口流出。拔出玻管、放松左手，出血即停止。数分钟后可重复穿刺取血。小鼠一次可取血 0.2 mL，大鼠一次可取血 0.5 mL。

（3）颈外静脉、颈总动脉、股动脉、股静脉取血：方法基本同家兔。

（4）心脏取血：基本同家兔方法，但此法采血比较困难，少用。

（5）断头取血：用粗剪刀剪断鼠头，提起动物，将鼠颈向下，把鼠血流入已备有抗凝剂的容器内。

五、实验动物的处死方法

实验结束后，常需将动物处死，常用的方法有以下几种：

（1）颈椎脱臼法：常用于小鼠。用镊子或手指压住小鼠的后头部，另一只手抓住鼠尾用力向后上方拉，颈椎脱臼后动物即死亡。

（2）断头法：常用于小鼠、大鼠和蛙类。在动物颈部用粗剪刀将其剪掉，动物因断头和大出血而死。

（3）打击法：常用于鼠。右手抓住鼠尾将其提起，用力摔击鼠头（也可用木锤用力打击鼠头）使其致死。

（4）空气栓塞法：用注射器将一定量的空气快速注入静脉，使动物发生空气栓塞而死亡。对于家兔约需注入空气 20 ~ 40 mL。

（5）大量放血法：各种动物均可采用。自颈总动脉、股动脉等大量快速放血，使动物迅速死亡。

（6）化学药物致死法：适用于各种动物。常采用过量氯化钾，使心脏骤停在舒张期而致死。如大鼠每只静脉内注射 25%的 KCl 0.6 mL。

（7）其他方法：如蛙类可用探针经枕骨大孔破坏脑脊髓致死；静脉内注入过量麻醉药使动物致死等。

须说明的是，实验者应正确善待实验动物生命，落实实验动物伦理，具体见本章第五节。

六、家兔基本手术操作

具体操作可以观看课程学习实验视频，请关注实验动物的抓取、固定、麻醉、给药、取血、处死等方法以及各种插管技术，预习实验动物基本操作的流程。

（一）家兔的颈部手术

包括气管、颈总动脉和颈外静脉的暴露、分离和插管。手术步骤如下：

1. 称重、麻醉

兔称重后，根据实验要求行全身麻醉，一般选用 200 g/L（20%）乌拉坦（氨基甲酸乙酯），自兔耳缘静脉缓慢注入，剂量 5 mL/kg。也可根据实验要求在颈部正中线皮下注入 10 g/L（1%）普鲁卡因 3 ~ 4 mL 行局部浸润麻醉（不要将麻醉药注入肌肉内），麻醉范围要略大于手术切口范围。

兔耳缘静脉注射的方法是：先拔去注射部位的毛，用手指轻弹兔耳使静脉充盈，兔耳血管分布如图 3-8 所示。左手示指和中指夹住静脉的近心端，用拇指和环指固定耳缘静脉远心端，右手持针尽量从静脉远端刺入，然后移动左手拇指固定针头，将药液注入（图 3-8）。

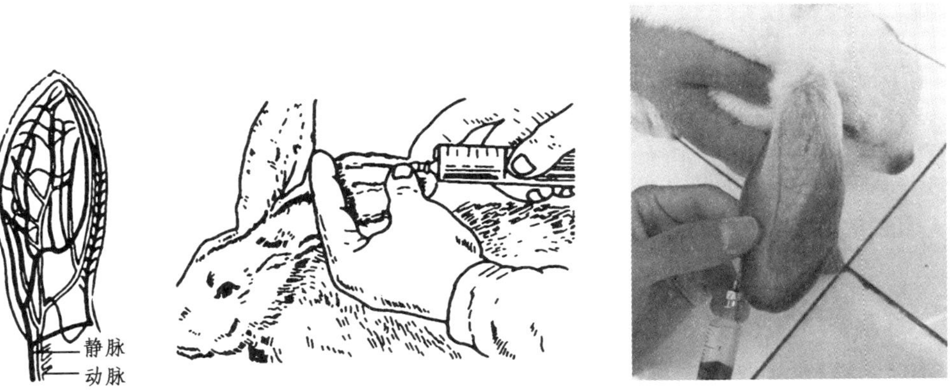

图 3-8　兔耳血管分布及耳缘静脉注射

2. 固定和剪毛

将兔仰卧位固定于兔台上，用粗剪剪去颈部毛，剪下的毛放入盛毛盒内。

3. 皮肤切口

术者左手撑平兔皮肤，右手持手术刀，以提琴弓式或餐刀式作颈部正中线皮肤切口（注意不要伤及皮下肌肉组织），切口要正。切口范围：上起甲状软骨，下达胸骨上缘。兔皮肤切口可不用手术刀而用手术剪沿正中线剪开。

4. 暴露分离气管并进行插管（图 3-9）

气管插管的目的主要是为了辅助呼吸、连接缺氧瓶以及描记呼吸曲线等。

（1）气管的暴露和分离：切开皮肤后，对肌肉组织、气管、血管和神经的分离应用分析钳或镊子进行钝性分离，只有在确认没有血管和神经的情况下才允许用剪刀剪断结缔和肌肉组织。钝性分离皮下组织，暴露颈部肌肉，分开颈部正中肌群即可看到气管。用止血钳将气管后的软组织稍加分离（注意切忌粗暴操作以免气管充血），在气管下穿一条较粗的线备结扎固定气管插管之用。注意勿伤及甲状腺及气管两侧后方的静脉。

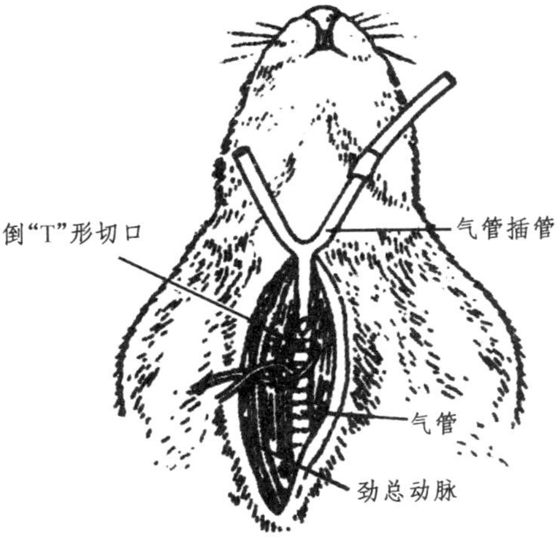

图 3-9　兔气管插管法

（2）气管插管：在甲状软骨以下约 1 ~ 1.5 cm 4 ~ 5 个环状软骨处用手术剪将气管软骨环横剪一口（不要在软骨环之间的气管组织切开，因此处血管较多），剪开气管口径约一半以上，向肺方向插入气管插管，用已穿好的粗线结扎紧后，再在插管的侧管上打结，以防插管脱出。若操作时有出血，可用温湿纱布压迫片刻，同时将兔台后部抬高，使兔头位置低下，以防血液流入气管造成窒息，出血停止后再作插管。插管以后，若气管内分泌物或血液较多，可从插管的侧管用一细塑料管将液体吸出。在气管插管的过程中应随时注意观察动物的呼吸变化。

5. 颈总动脉的分离及插管

颈总动脉插管主要是用来测量血压和放血。

（1）颈总动脉的分离：颈总动脉位于气管两侧的深部（图 3-10），一般先分离气管再分离颈总动脉。用左手拇指、示指捏住切口一侧的皮肤及其深部各层的软组织，将颈部内层翻出，分离侧面斜行的胸锁乳突肌，暴露气管旁侧深处的血管神经鞘，细心分离鞘膜，辨认颈总动脉（其特点是搏动明显、粉红色、壁韧），小心将颈总动脉从血管神经鞘中分离出来，长约 3 ~ 4 cm，下穿两根细线备结扎固定插管用。

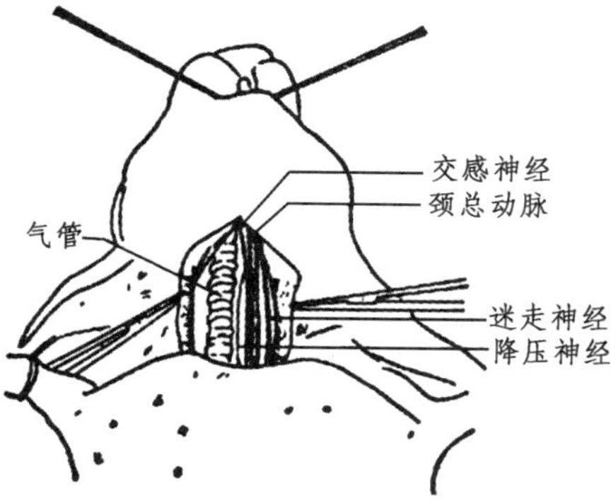

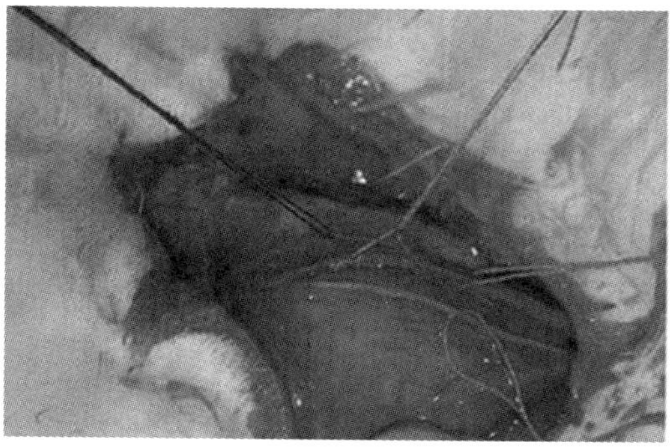

图 3-10 兔颈部气管、血管和神经分布

（2）导管的准备：取长短适当的塑料管或硅胶管（也可用玻璃插管），插入端剪成斜面，另一端插入粗细适当的钝针头，针座上连接三通活塞，三通活塞和生理记录仪的压力传感器相连。用盛有稀肝素生理盐水（20 U/mL）的注射器插入三通活塞，将肝素生理盐水充满导管（导管内不能有气泡），关闭活塞备用。

（3）肝素化：自兔耳缘静脉注入 3 g/L 肝素，剂量 1 mL/kg，使动物肝素化以抗凝血。一般按此剂量，于 5 ~ 6 h 内可保证抗凝效果。注意：一定要在气管、血管（包括颈总动脉和颈外静脉）分离完成后，血管插管进行之前进行肝素化。

（4）颈总动脉插管（图 3-11）：将颈总动脉下的一根线尽量向脑端（远心端）结扎，近心端动脉则用动脉夹夹住，中间形成一段长约 2 ~ 3 cm 的动脉盲管（注意：只有在动脉盲管的情况下才允许进行动脉剪开和插管）。插管时，以左手拇指及中指轻拉脑端的结扎线头，示指轻扶血管，右手持眼科剪，使剪刀与血管呈 45°，在紧靠远心端结扎处向心方向剪开动脉壁的一半，放下眼科剪，拿起事先已准备好的动脉插管向心方向插入动脉内，将导管送入约 2 cm，用另一细线扎紧并打结固定。如插管有困难，可用眼科镊夹住剪开的动脉开口，轻轻提起，便于导管插入。在整个实验过程中，要时刻注意动脉导管勿使其脱出，通常可用胶布将插管与兔头固定铁环固定在一起（开始时家兔的固定一定要牢，否则在实验中因动物挣扎易使插管脱出，导致动脉大出血）。

6. 颈外静脉的分离和插管

颈外静脉插管主要用于注射药物、取血、输液和中心静脉压的测量。

颈外静脉位于颈部两侧皮下（其特点是壁薄粗大，呈暗红色，无明显搏动），分离时应细心，勿使用锐器，勿反复刺激，否则会使静脉收缩变得非常细。颈外静脉插管一般用塑料软管，内充满肝素生理盐水，插管时，先夹闭近心端，再结扎远心端，其余操作方法与动脉插管相同，是向心插入。测量中心静脉压时，导管需插入右颈外静脉 5 cm 左右，此时导管口在上腔静脉近右心房入口处。

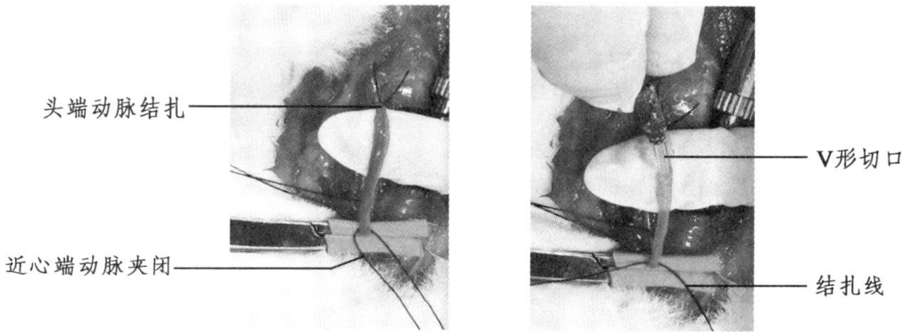

图 3-11　兔颈总动脉插管法

（二）家兔的胸部切开术

开胸是常用的手术之一，主要用于心外膜电图记录、心肌缺血再灌注等实验。因实验需要打开胸腔，为保证呼吸运动的正常进行，必须先做气管插管，使用呼吸机。

将家兔耳缘静脉麻醉后，仰卧位固定，左手绷紧胸部皮肤，用粗剪刀紧贴皮肤，剪去被毛。用左手拇指和另外四指将胸部皮肤绷紧固定，右手持手术刀，沿胸骨正中线从锁骨下缘至剑突切开皮肤。用止血钳分离皮下组织，暴露胸骨和左侧胸肌。距胸骨正中线左缘 1～2 cm，自第 2 肋骨至剑突上，切断胸肌，暴露第 2 至第 7 肋骨，选择第 3、第 4、第 5 肋骨附着点用手术刀的刀刃向上挑断肋软骨，用肋骨剪将第 2 至第 8 肋骨剪断，手术过程中注意随时止血。在胸壁切口左侧缘放置生理盐水纱布，用拉钩牵开胸壁，这时可见心包及跳动的心脏。

（三）家兔的腹股沟部手术

主要目的是分离股动脉、股静脉并进行插管，供放血、输血、输液及注射药物之用。其方法步骤如下：

1. 称重、固定及剪毛

兔称重，背位交叉固定，腹股沟部剪毛。

2. 局麻和皮肤切口

在腹股沟中 1/3 与内 1/3 交界处用手指触摸股动脉搏动，辨明动脉走向，在该处作局麻及方向一致的切口（方法同颈部手术），切口长约 4～5 cm。

3. 股动脉、股静脉的分离及插管

（1）分开切口，其下即为股三角区（股三角区上界为腹股沟韧带，外界为缝匠肌，内界为长收肌），股动脉、股静脉及股神经即位于此三角区内，由外而内依次为股神经、股动脉、股静脉，而股动脉位置在中间偏后，恰被股神经及股静脉所遮蔽（图 3-12）（动静脉的辨认方法见颈部手术）。

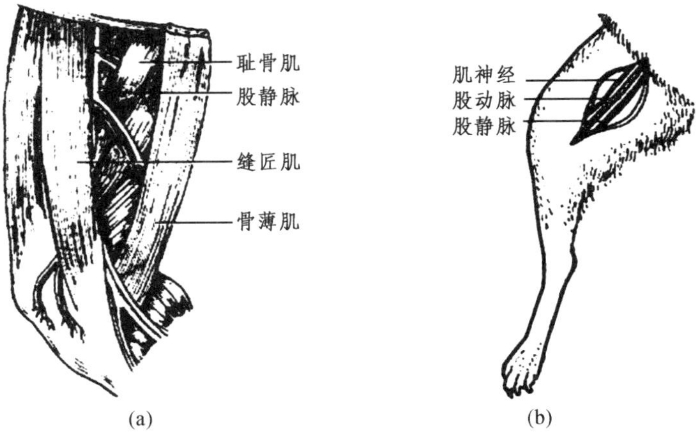

图 3-12　兔股三角部血管、神经分布

（2）首先用止血钳和眼科镊将股神经细心分开，然后再分离股动脉与股静脉之间的结缔组织，清楚暴露静脉，如需作静脉插管可穿好两根线备用。

（3）将股动脉与其后部的组织钝性分离开。因股动脉分支较多，破损后易出血，所以整个过程要小心，注意勿损伤动脉分支。一旦出血要及时止血，如为小量渗血，用温热盐水纱布按压即可，较大血管破裂时必须用止血钳夹住并用线结扎。使用止血钳时切忌钳夹大块组织，而应尽量准确地夹住出血点，少夹周围组织。

（4）将股动脉游离出长约 2 ~ 2.5 cm 的一段，下穿两根细线备用。动物进行肝素化后，在股动脉远心端（肢端）用线结扎，近心端用动脉夹夹住，使之形成一动脉盲管。牵引此结扎线，用眼科剪在靠近结扎处朝向心方向将血管剪开一斜口，大小约为血管口径的 1/2（剪口尽量靠近血管远心端，以备一旦插管失败时，剪口可以前移，作为补救），从剪口处沿向心方向插入塑料管 1 ~ 2 cm 左右，用线结扎固定以备放血或动脉注射用（可用胶布将导管粘贴固定在兔台上）。如用于动脉注射，则塑料管插入动脉前管内应充以生理盐水，以免注射时导管内空气进入而导致空气栓塞。

（5）股静脉插管方法基本与股动脉相同，但要避免反复刺激以防静脉收缩变细。如用于静脉输液（血）时，塑料管在插入前管内应事先充满生理盐水，以防管内空气进入动物体内。

（四）意外处理

1. 麻醉过度

可用双手抓握动物胸腹部，使其呼气，然后快速放开，使其吸气，频率约 1 次/s，也可同时夹捏动物肢体末端部位，促进呼吸恢复。如果给药量已达或超过计算剂量，应同时静脉注射尼克刹米（50 mg/kg）以兴奋呼吸中枢。如果心跳停止，还应做心脏按摩，即用拇指、示指、中指挤压心脏部位，用机械刺激或挤压使心脏复跳。

2. 大出血

应尽快用纱布压迫出血部位并吸去创面血液，然后去除纱布，找到出血部位，用止血钳夹住出血的血管及周围少量组织，用丝线结扎出血点。

3. 窒　息

由于麻醉致咽部肌肉松弛且未做气管插管导致的窒息，可将动物舌头向一侧拉出，多可缓解。由于气管插管扭曲，其斜面贴于气管壁造成的气道阻塞，可将气管插管旋转 180°，即可缓解。由于气管分泌物过多造成的气道阻塞，常伴有痰鸣音，易于判断，可通过气管插管将一细塑料管插入气管，用注射器将分泌物吸出，必要时可拔出气管插管，吸出分泌物后再重新插入。

（李瑞丰　孙妍）

第四节　实验动物疾病和常见突发事件应急处理程序

动物和人一样，可受各种病原因子的作用，使机体结构和机能发生异常改变而引起疾病，特别是目前我国还有相当一部分普通级实验动物饲养在开放环境中，它们被集中地饲养在一起，数量多，密度大，如管理不善，更易引起疾病。

实验动物病的种类很多，分传染性疾病和非传染性疾病两大类。传染性疾病的病原体除了病毒、细菌、致病性真菌、支原体、衣原体、立克次体、钩端螺旋体和寄生虫外几乎所有能感染人的病原体在动物体内都能检出。非传染性疾病包括各种遗传性疾病、营养及代谢性疾病，各种自发性肿瘤及其他疾病。其中对实验动物影响较大的是传染病。

实验动物中的人畜共患病，不仅可以在动物中传播，而且可以传染给实验人员和饲养人员，危害实验人员健康。了解实验动物人畜共患病不仅是为了保护动物，减少干扰实验结果的疾病因素，同时也着重对人的防护。

一、实验动物人畜共患病

人畜共患病是指自然条件下可以在人和其他脊椎动物之间互相传播的疾病。也就是人类和脊椎动物由共同的病原体引起、而在流行病学上又互相关联的疾病。此类疾病种类多，主要分为以下四类：

（1）病原体主要存在于动物并引起动物感染或流行，但亦可感染人类；

（2）病原体主要存在于人类，并引起人的感染，但亦可波及动物；

（3）病原体既可以长期存在于人类，也可长期存在于动物；

（4）病原体为完成其生活史，需要人和动物两种宿主。

这里所指的人畜共患病是指实验用动物传染给人类的疾病。实验动物中具有代表性的人畜共患病见表 3-3。

表 3-3　实验动物主要的人畜共患病及严重程度一览

实验动物种类	人畜共患病	人的严重程度
小鼠、大鼠	沙门氏菌	+
	淋巴细胞性脉络丛脑膜炎	+++
	流行性出血热	+++
	脑炎心肌炎	++
	鼠咬热	+
豚鼠	钩端螺旋体	++
	假结核	+
兔	野兔病	++
	土拉伦菌	+
猫	弓形体病	++
	结核	++
	猫抓病	+
	白癣	+
犬	狂犬病	+++
	钩端螺旋体病	++
	结核	++
	犬蛔虫病	+
	布氏杆菌病	++
猴	结核	++
	病毒性肝炎	++
	马尔保病	+++
	沙门菌病	+
	细菌性痢疾	++
	B 细胞感染症	+++
	疟疾	++
	雅巴病及塔纳痘	+
	麻疹	+
	阿米巴痢疾	++
	SV40	+
	狂犬病	+++
鸡	禽流感	+++
	鹦鹉热	+
	布氏杆菌病	++
	李斯特氏杆菌病	+

二、常见突发事件应急处理操作程序

实验室可能出现的突发事件包括意外事件灾害、自然灾害、人为灾害等。其中，意外事件灾害是指包括化学品泄漏、停电、漏电、断水、通风不良以及人员意外伤害如触电、蒸气、清洁剂和化学药品的烫伤，或被动物咬伤，器具刺伤、扎伤等；自然灾害有火灾、水灾、台风与地震等。人为灾害主要是因为工作人员疏忽而造成实验场所、实验设施的损害。

（一）常用的紧急联系电话

火警：119　匪警：110　急救：120

学校保卫电话见学校电话簿。

（二）常见突发事件的应急处理操作程序

1. 实验室操作人员安全

实验室配备急救药箱，如有以下情况，紧急处理后根据实际情况决定是否需要到医院进行进一步处理。

1）皮肤刺伤、切割伤或擦伤

受伤人员应当脱下实验服，清洗双手，尽可能挤出损伤处的血液，除尽异物，用肥皂和清水冲洗伤口或玷污的皮肤；如果黏膜破损，应用生理盐水（或清水）反复冲洗。伤口应使用适当的皮肤消毒剂浸泡或涂抹消毒，必要时进行医学处理。

2）化学药品腐蚀伤

若为强酸，先用大量清水冲洗，再以5%碳酸氢钠或5%氢氧化铵溶液中和；强碱腐蚀则先以大量洗水冲洗后，再以5%醋酸或5%硼酸洗涤中和。

3）眼睛溅入液体

立即用生理盐水连续冲洗至少10 min，避免揉眼睛，然后再进行相应的医学处理。

2. 水电安全

1）严防火灾

如发生火灾应沉着处理，切勿慌张。立即关闭电源，如系酒精、二甲苯、乙醚等起火，切忌用水，应迅速用沾水的布类和沙土覆盖扑火。

2）雨季防水

实验室实验结束后必须关好门窗，防止雨水飘入损坏仪器设备，同时注意实验室内的排水管道，检查有无渗水漏水情况。如发现异常，应及时搬离电脑仪器，疏通排水，上报情况。

（李瑞丰　李晓凯）

第五节　实验动物伦理

实验动物是指用于研究、教学、生产、检定以及其他科学实验的动物，是生命科学研究和发展的重要基础和支撑条件。

实验动物伦理是指人类对待实验动物和开展动物实验所需遵循的社会道德标准和原则理论。实验动物福利是人类保障实验动物健康和快乐生存权利的理念及其提供的相应外部条件的总和。实验动物从业人员以实验动物为对象的研究实验是生命科学研究中获取可靠、精确结果的实验基础，但是如何正确善待实验动物生命，如何维护实验动物福利伦理，如何使动物实验符合福利伦理规范等一系列问题，应引起人们的高度重视。实验动物从业人员在开展实验研究时，应按照我国《实验动物福利伦理审查指南（GB/T 35892-2018）》要求，规范落实实验动物福利伦理。

一、动物福利

动物福利一般指动物（尤其是受人类控制的动物）不应受到不必要的痛苦，即使是供人用作食物、工作工具、友伴或研究需要。这个立场是基于人类所做的行为需要有相当的道德情操，而并非像一些动物权益者将动物的地位提升至与人类相若，并在政治及哲学方面追寻更大的权益。善待实验动物应尊重的“五项自由”，就是通过提倡动物福利，保障动物处于舒适、健康、快乐等自然生活状态的五项自由或五项权利，具体包括：免于饥渴的自由，即保障有新鲜的饮水和食物，以维持健康与活力；免于不适的自由，即提供舒适的栖息环境；免于痛苦、伤害和疾病的自由，即享有预防和快速的诊治；表达主要天性的自由，即提供足够的空间、适当的设施和同类的社交伙伴；免于恐惧和焦虑的自由，即保障良好的条件和处置，不造成动物的精神压抑和痛苦。

二、3R 理论

1954 年，创建于 1926 年的动物福利大学联合会（UFAW）的 C.休姆教授制定了一项有关动物试验人道主义技术的科学研究计划。1959 年出版的《人道主义试验技术原理》一书，第一次全面系统地提出了 3R 理论。3R 就是 Reduction（减少）、Replacement（替代）、Refinement（优化）的简称。当前西方国家受动物保护运动的影响，在实验动物行业内，兴起了“3R”运动，即实验动物的减少、替代和优化。

“减少”就是利用体外方法或其他非生物学方法减少活体动物使用的数量。比如生物研究领域制备单克隆抗体，原先实验方法是把一种细胞注入小鼠腹腔里，过一段时间，让小鼠产生腹水。这时候把腹水抽出来，腹水中就有单克隆抗体，如此反复。现在人们已研制出了一种体外方法制备单克隆抗体，从而减少了小鼠的使用量。

“替代”就是用体外方法或没有感觉的生物学材料替代活体动物。前者是用非生命的体外实验代替活体实验，细胞芯片就是其中的一种；后者是用低等动物代替高等动物，比如用鱼来替代灵长类动物。

“优化”就是必须用动物做实验时，给动物创造一个好的实验环境或减少给动物造成的疼痛和不安，提高动物福利。比如在利用动物制备抗体的过程中，通常使用一种福氏佐剂，但它对动物的刺激性很强，容易造成动物局部组织肿胀、脓肿、坏死。为此荷兰科学家提出了5种替代物对实验进行优化，以减轻动物的痛苦。

“3R”运动最终使实验动物的使用量逐步减少，质量要求越来越高，实验结论的准确性、可靠性也不断提高。“3R”运动反映了实验动物科学由技术上的严格要求转向人道主义的管理，提倡实验动物福利与动物保护的国际总趋势。

三、实施规范的福利伦理审查

按照实验动物福利伦理的原则和标准，对使用实验动物的必要性、合理性和规范性应进行专门检查和审定。实验动物从业单位应设立由实验动物专家、兽医、管理人员、使用动物的科研人员、公众代表等不同方面的人员组成的实验动物管理和使用福利伦理委员会（IACUC）负责本单位的福利伦理审查和监管，受理相应的举报和投诉。

福利伦理审查应遵循以下原则：

1. 必要性原则

即实验动物的饲养、使用和任何伤害性的实验项目必须有充分的科学意义和必须实施的理由为前提。禁止无意义滥养、滥用、滥杀实验动物。禁止无意义的重复性试验。

2. 保护原则

即对确有必要进行的项目，应遵守3R原则，对实验动物给予人道的保护。在不影响项目实验结果的科学性的情况下，尽可能采取替代方法、减少不必要的动物数量、降低动物伤害使用频率和危害程度。

3. 福利原则

即尽可能保证善待实验动物。实验动物生存期间包括运输中尽可能多地享有动物的五项权利自由，保障实验动物生活自然及健康和快乐。各类实验动物管理和处置，要符合该类实验动物规范的操作技术规程。防止或减少动物不必要的应激、痛苦和伤害，采取痛苦更少的方法处置动物。

4. 伦理原则

即尊重动物生命的权益，遵守人类社会公德。制止针对动物的野蛮或不人道的行为；实验动物项目的目的、实验方法、处置手段应符合人类公认的道德伦理价值观和国际惯例。实验动物项目应保证从业人员和公共环境的安全。

5. 利益平衡性原则

即以当代社会公认的道德伦理价值观，兼顾动物和人类利益，在全面、客观地评估动物所受的伤害和人类由此可能获取的利益基础上，负责任地出具实验动物项目福利伦理审查结论。

6. 公正性原则

即审查和监管工作应保持独立、公正、公平、科学、民主、透明、不泄密，不受政治、商业和自身利益的影响。

7. 合法性原则

即项目目标、动物来源、设施环境、人员资质、操作方法等各个方面不应存在任何违法、违规或违反相关标准的情形。

8. 符合国情原则

即应遵循国际公认的准则和我国传统的公序良俗，符合我国国情，反对各种激进的理念和极端的做法。人如何对待动物，不仅反映了人对世界的认识，也表明了人对生命的态度。研究人员不断对实验动物饲养管理、运输、实验设计、操作等动物福利伦理过程进行优化，推动实验动物福利伦理立法进程，建立动物实验的伦理评价机制，使实验动物的管理和动物实验的操作规范更符合道德行为的标准，同时也推动了实验动物学科的发展。

（李瑞丰　李晓凯）

PART FOUR

第四章 动物机能实验

实验一 蛙坐骨神经-腓肠肌标本的制备

【课前预习】

（1）理解肌肉收缩基本原理，了解蟾蜍或蛙等两栖类动物的一些基本生命活动及生理特性。

（2）熟悉实验基本操作步骤。

（3）观看操作视频。

【实验目的】

掌握制备坐骨神经-腓肠肌标本这一生理学实验的基本操作技术，为进行神经-肌肉实验打下基础。

【实验原理】

蟾蜍或蛙等两栖类动物的一些基本生命活动及生理功能与温血动物近似，但其离体组织所需的条件较简单，易于控制和掌握。在任氏液的浸润下，神经-肌肉标本可进行较长时间的实验观察；此外，其离体神经-肌肉标本体现活组织的某些共同功能特性较为理想。因此，在生理实验中，常用蟾蜍或蛙坐骨神经-腓肠肌标本来观察研究神经-肌肉的兴奋性、刺激与反应的规律以及骨骼肌的收缩特点。

【实验动物】

蟾蜍或蛙。

【实验器材和药品】

蛙手术器械（毁髓针 1 根，玻璃分针 2 根，玻板、蛙板，大小烧杯各 1 个，滴管 1 个，大小镊子各 1 把，粗剪刀、组织剪、眼科剪各 1 把，大头针，棉线），任氏液，锌铜弓等。

【实验方法与操作步骤】

1. 破坏脑脊髓

取蟾蜍（或蛙）1 只，用自来水冲洗干净后用纱布包裹其全身仅露头部。以左手环指和小指夹住蟾蜍的后肢，中指抵住蟾蜍的前肢，拇指抵住背，示指抵住头并使其向下弯曲。右手持毁髓针从枕骨大孔垂直刺入，向前刺入颅腔，左右搅动捣毁脑组织。然后将毁髓针退至皮下，倒转针尖向下刺入椎管捣毁脊髓，直到动物四肢松软即可。

2. 剪除躯干上部及内脏并剥去皮肤

用粗剪刀在骶髂关节水平以上 0.5 ~ 1 cm 处剪断脊柱，左手握住蟾蜍后肢，用拇指压住骶骨，使蟾蜍头自然下垂。去掉内脏及其头胸部，保留脊柱、后肢和坐骨神经。左手握脊柱断端，右手向下剥离全部后肢皮肤。剥皮后的标本放在玻璃板上。将手和手术器械冲洗干净。

3. 游离坐骨神经

用粗剪刀沿脊柱正中将耻骨联合剪开成两半（注意勿伤及神经），浸于盛有任氏液的烧杯中。取一只腿放于玻板上，在坐骨神经起始端的脊柱处用玻钩轻轻游离坐骨神经，用丝线结扎，靠近脊柱端剪断。继续分离神经至大腿根部，在坐骨神经沟内找出坐骨神经，并沿神经分离两侧肌肉，剪断沿途分支直到腘窝。在膝关节周围剪去全部大腿肌肉，将股骨刮干净，在股骨近膝关节 1 cm 处剪断股骨。用线结扎跟腱后，剪断腓肠肌肌腱，游离腓肠肌至膝关节处，在膝关节以下将小腿其余部分全部剪去，即为坐骨神经-腓肠肌标本（图 4-1）。

4. 用锌铜弓检查标本

做好的标本用锌铜弓的两极轻轻接触坐骨神经，如腓肠肌立即收缩一下，表示标本的兴奋性良好。然后将标本放入任氏液中待其兴奋性稳定后再进行实验。

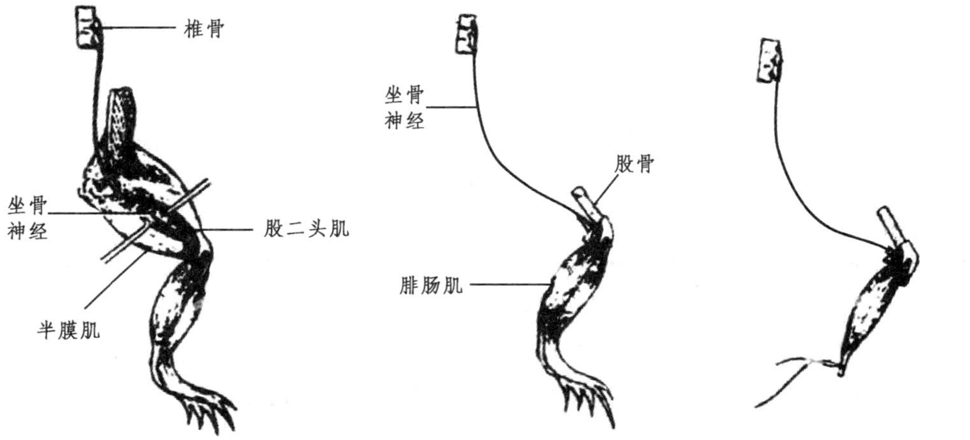

（a）一侧脊柱及后肢　（b）连接小腿的坐骨神经　（c）坐骨神经腓肠肌标本

图 4-1　坐骨神经-腓肠肌标本

【注意事项】

（1）已剥离的组织应避免接触蟾蜍皮肤毒液或其他不洁物。

（2）分离神经时一定要用玻璃分针，不能随便用刀、剪等金属器械接触或夹持神经、肌肉，不要过分牵拉神经，以免造成神经损伤。

（3）制备标本过程中，注意滴加任氏液，以防标本干燥。

【思　考】

（1）根据你的体会，要想使标本的兴奋性良好，标本制备过程中应注意什么问题？

（2）如何检测制备的坐骨神经-腓肠肌标本的兴奋性？锌铜弓刺激的原理是什么？

（3）从坐骨神经受到刺激，到腓肠肌发生收缩，这期间经历了哪些生理过程？

（孙妍　李瑞丰）

实验二　不同刺激强度、刺激频率对骨骼肌收缩形式的影响

【课前预习】

（1）复习刺激、刺激强度、刺激频率、反应、阈值、兴奋、动作电位、肌肉收缩形式等相关概念及理论知识。

（2）熟悉实验基本操作步骤。

（3）观看操作视频。

【实验目的】

（1）通过制备蛙腓肠肌标本，加强基本操作技术的训练；通过刺激此标本，观察不同刺激强度下骨骼肌的收缩反应。从而了解阈下刺激、阈刺激、阈上刺激、最适刺激等概念，加深理解和掌握刺激与反应的关系。

（2）观察不同刺激频率对骨骼肌收缩形式的影响，了解实验情况下产生强直收缩的方法，并理解刺激频率与骨骼肌收缩反应之间的关系。

（3）学习使用计算机 BL-410N 生物信号采集与分析系统软件。

【实验原理】

生理学中的兴奋性是指细胞在受刺激时产生动作电位的能力。肌肉组织具有兴奋性，受到刺激后会产生动作电位，发生反应，表现为肌肉收缩。引起组织发生反应的刺激应是适宜的有效刺激。刚能引起收缩反应的最小刺激强度称为阈强度，该刺激为阈刺激。就单条骨骼肌纤维而言，它对刺激的反应具有“全或无”的性质，但蟾蜍或蛙的腓肠肌内含有许多骨骼肌纤维，它们的兴奋性不同，因而所需的阈刺激强度也不同。如果刺激强度低于任何肌纤维的阈值，则没有动作电位产生，无收缩反应；当刺激强度增加到能引起少数肌纤维兴奋时，可产生较小的复合动作电位，记录到较低的肌肉收缩波形；如果继续增加刺激强度，则兴奋的纤维数量增多；当刺激强度增加到使全部肌纤维兴奋时，复合动作电位幅度达到最大，肌肉收缩幅度亦达最大；再增加刺激强度时，复合动作电位的幅度和肌肉收缩幅度都不会再增加。由此可见，整块肌肉对刺激的反应不表现“全或无”，而是呈现出在一定范围内其收缩反应与刺激强度成正比的关系，即随着阈上强度的不断增加，骨骼肌的收缩反应相应加大，直至出现最大反应。此时的最小刺激强度称为最适强度，该刺激为最适刺激。

骨骼肌在受到 1 次刺激后，可以产生 1 次等长或等张收缩。其全部过程可分为潜伏期、收缩期和舒张期。在一定的刺激强度下，不同的刺激频率可使肌肉出现不同的收缩形式：如果刺激的间隔时间大于肌肉收缩的收缩期与舒张期之和时，刺激引起肌肉出现一连串的单收缩；随刺激频率增加，刺激间隔时间缩短，如果刺激的间隔时间大于收缩期但小于收缩期与舒张期之和时，则后一刺激引起的肌肉收缩落在前一刺激引起收缩过程的舒张期内，此时可描记出锯齿状的不完全性强直收缩波；如果刺激的间隔时间小于收缩期，则后一刺激引起的肌肉收缩落在前一刺激引起肌肉收缩的缩短期内，各次收缩可以融合而叠加，此时锯齿波消失，出现完全强直收缩。

【实验动物】

蟾蜍或蛙。

【实验器材和药品】

计算机、BL-420N 生物信号采集与分析系统，蛙手术器械 1 套，刺激电极，张力换能器，铁支架，双凹夹，任氏液。

【实验方法与操作步骤】

1. 标本制备

取蟾蜍（或蛙）1 只，用自来水冲洗干净后用纱布包裹其全身仅露头部。以左手环指和小指夹住蟾蜍的后肢，中指抵住蟾蜍的前肢，拇指抵住背，示指抵住头并使其向下弯曲。右手持杀蛙针从枕骨大孔垂直刺入，向前刺入颅腔，左右搅动捣毁脑组织。然后将毁髓针退至皮下，倒转针尖向下刺入椎管捣毁脊髓，直到动物四肢松软即可。也可用粗剪刀将蛙上颌从两耳连线平面离断，暴露椎管，用金属探针直接刺入椎管并上下提插以破坏脊髓。然后剪开一侧下肢皮肤，暴露腓肠肌。在跟腱下穿一丝线并结扎，在远端剪断跟腱。将结扎跟腱的线提起，用细剪使腓肠肌与胫骨分离。脚趾部与股骨部用蛙钉固定于蛙板上。

2. 标本与仪器的连接

垂直提起腓肠肌上的结扎线，连接于肌张力换能器头上，换能器输出连于 BL-420N 系统硬件的输入通道，刺激电极固定在铁夹上，使其与腓肠肌接触良好，刺激电极的连线接于刺激器输出端（图 4-2）。

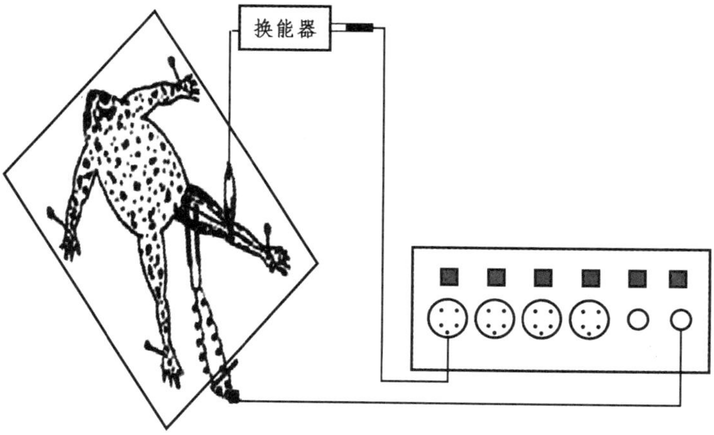

图 4-2　仪器连接示意

【观察项目与结果记录】

1. 观察不同刺激强度对骨骼肌收缩的影响

（1）从菜单中选择“实验模块”，选择“肌肉放电实验”中“刺激强度与反应的关系”实验项目。

（2）设置参数（图 4-3）：一般情况下参数已经预先设置好。

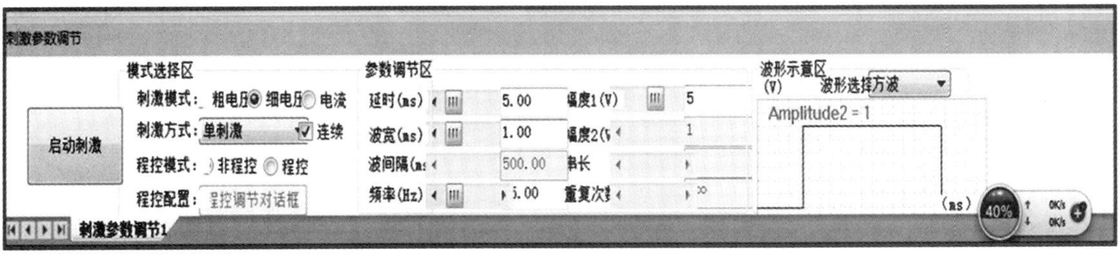

图 4-3　刺激参数调节

（3）采样：从 0 mV 逐渐增大刺激强度，点击“刺激”按钮记录肌肉收缩曲线。确定本组所制备标本产生兴奋收缩所需的阈强度，并辨认肌肉单收缩的三个时期（潜伏期、收缩期和舒张期）。逐渐增大刺激强度，观察刺激强度与肌肉收缩力量之间的关系，找到最适强度和最大刺激。

2. 观察不同的刺激频率对腓肠肌收缩的影响

（1）从菜单中选择“刺激频率与反应的关系”实验项目。

（2）设置参数：一般情况下参数已经预先设置好，参数设置同前。

（3）采样：点击“刺激”按钮，观察在不同刺激频率的作用下肌肉收缩曲线的变化，引导出单收缩、不完全强直收缩和完全强直收缩曲线（图 4-4）。

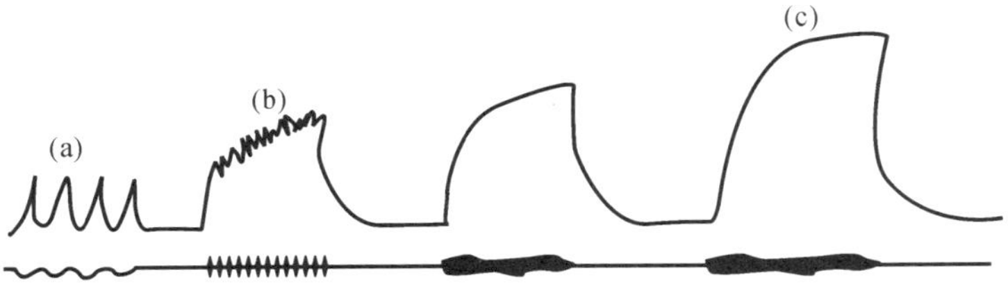

（a）单收缩　（b）不完全强直收缩　（c）完全强直收缩

图 4-4　骨骼肌收缩曲线

【注意事项】

（1）随时用任氏液湿润标本，避免用手指和金属器械接触和夹持标本，以保持其良好的兴奋性。

（2）随时注意刺激电极与腓肠肌的良好接触，尤其是当肌肉收缩时要防止只有一根电极接触，而不能保证刺激频率的真实性。

（3）每次连续刺激一般不要超过 3 ~ 4 s。单刺激或连续刺激后，应让肌肉短暂休息，以免肌肉标本疲劳。

【思　考】

（1）在一定的刺激强度范围内，为什么肌肉的收缩幅度会随刺激强度的增大而增大？

（2）不完全强直收缩和完全强直收缩的产生机制分别是什么？

（3）骨骼肌的收缩形式有哪些？在体骨骼肌的收缩形式是什么？

（4）如果将刺激直接施加在肌肉上会出现什么现象？为什么？

（孙妍　李瑞丰）

实验三　蛙心灌流

【课前预习】

（1）复习心肌的特性等相关概念及理论知识。

（2）复习 NaCl、$CaCl_2$、KCl、肾上腺素、乙酰胆碱等药物对心肌的药理作用。

（3）熟悉实验基本操作步骤。

（4）观看操作视频。

【实验目的】

（1）学习离体蛙心灌流法。

（2）了解心肌的生理特性。

（3）观察 Na^+、K^+、Ca^{2+}及肾上腺素（Adr）、乙酰胆碱（Ach）等对离体心脏活动的影响。

【实验原理】

心脏具有自律性，受自主神经系统的双重支配，交感神经兴奋时，其末梢释放去甲肾上腺素（norepinephrine，NE），使心肌收缩力增强，传导加速，心率加快；迷走神经兴奋时，其末梢释放乙酰胆碱（acetylcholine，Ach），使心肌收缩力减弱，心率减慢。以理化特性类似于血浆的代用液（任氏液）灌流动物离体心脏时，在一定时间内，心脏可仍保持有节律的舒缩活动。改变任氏液的组成成分，心脏跳动的频率和幅度也随之发生改变。

【实验动物】

蟾蜍或蛙。

【实验器材和药品】

斯氏蛙心套管、套管夹、支架、双凹夹、蛙心夹、蛙板（蜡盘）、常用手术器械、滴管、废液缸、棉线；任氏液、0.65% NaCl、2% $CaCl_2$、1% KCl、0.01%肾上腺素、0.01%乙酰胆碱；计算机、BL-420N 生物信号采集与分析系统、张力传感器。

【实验步骤】

（1）取一只蟾蜍，用探针破坏其脑脊髓后仰卧固定于蛙板上，剪开胸前区皮肤，剪去胸骨，暴露心脏。用眼科镊提起心包膜，再用眼科剪在心脏收缩时将其剪破，使心脏完全暴露出来。

（2）识别心脏的各个部分，包括心房、心室、静脉窦等，并观察心跳。

（3）插蛙心插管，制备离体蛙心。在左主动脉下穿一线结扎，靠近动脉窦，接着在左右主动脉下方穿一线，并打一松结留作固定插管用。

（4）用手提起结扎线，用眼科剪在左侧主动脉距分叉 3 mm 处向心脏剪一斜口，右手将盛有少量任氏液的蛙心插管由此口插入，先进入动脉圆锥，然后在心室收缩时，向前略向左推动蛙心插管，使之经主动脉瓣插入心室腔内（注意：为了使蛙心插管顺利插入心室，应使心室与动脉圆锥成一条直线）。进入心室的标志是随着心室搏动，均有血液喷入插管，插管的液面随着心搏而升降。结扎插管并将结扎线固定于插管侧面的小钩上，以防止标本滑脱。在蛙心插管插入心室后，用吸管及时吸出管内的血液，更换新鲜任氏液。提起插管，剪断主动脉左、右侧分支，轻轻提起插管和心脏，在静脉窦下方绕一线，将左右肺静脉及前后腔静脉一起结扎（切勿损伤静脉窦），在结扎线下方剪去所有牵连的组织，将心脏摘出。用任氏液反复冲洗（10 ~ 25 滴/min 的速度缓慢点滴），至插管内任氏液完全澄清无色为止。以后做实验应注意每次换液时，插管内液面应保持相同的高度。

（5）用试管夹将蛙心插管固定于铁支架上，当蛙心舒张时用连有线的蛙心夹夹住心尖，用蛙心夹上的线连至张力换能器（图 4-5）。注意勿过度牵拉心脏。将张力换能器连至 BL-420 生物信号采集系统输入接口，启动“离体蛙心灌流”实验项目，调节好参数。扫描速度根据图形调节（5 ~ 10 s/div），每个观察项目注意做“标记”。

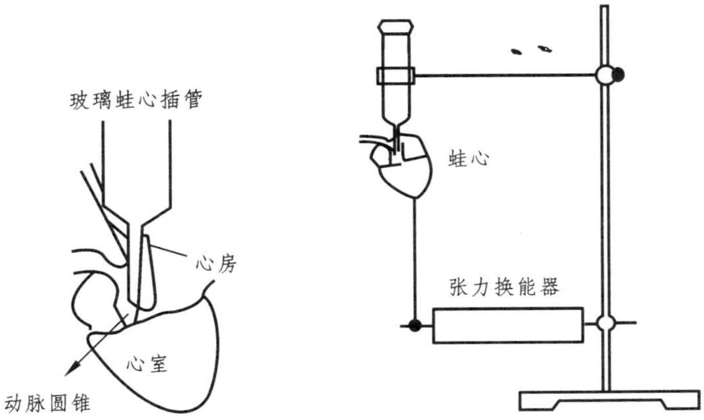

图 4-5　描记离体蛙心收缩曲线的实验装置

【观察项目与操作步骤】

（1）描记正常心搏曲线：

曲线疏密——代表心跳的频率；

曲线的规律性——代表心跳节律性；

曲线的幅度——代表心室收缩的强弱；

曲线的顶点水平——代表心室收缩的程度；

曲线的基线——代表心室舒张的程度。

（2）加入 2% $CaCl_2$ 溶液 1 ~ 2 滴，混匀，观察曲线变化。

（3）加入 1% KCl 溶液 1 ~ 2 滴，混匀，观察曲线变化。

（4）加入 1/10 000 Adr 溶液 1 ~ 2 滴，混匀，观察曲线变化，待效应明显后，将灌流液全部吸出，换入新鲜任氏液，使心跳恢复正常。

（5）加入 1/100 000 Ach 溶液 1 ~ 2 滴，混匀，观察曲线变化，待效应明显后，将灌流液全部吸出，换入新鲜任氏液（如果加入 Ach 后心跳已停止舒张状态，换液后，可用滴管插至插管底部，将灌流液灌入心室，反复数次，将心室内 Ach 完全清洗出）。

【注意事项】

（1）用眼科镊提起心包膜，再用眼科剪在心脏收缩时将其剪破，使心脏完全暴露出来。

（2）未结扎剪断血管会造成大出血，是严重错误操作；未结扎便插入插管同理。

（3）为了使蛙心插管顺利插入心室，应使心室与动脉圆锥成一条直线。

（4）进入心室的标志是随着心室搏动，均有血液喷入插管。

（5）在蛙心插管插入心室后，用吸管及时吸出管内的血液，更换新鲜任氏液。

【思　考】

（1）实验过程中套管内的灌流液面为什么都应保持相同的高度？液面过高或过低会产生什么影响？

（2）分析各项实验结果，归纳起来，可说明什么问题？

（孙妍　李瑞丰）

实验四　蛙心起搏点的观察、期前收缩与代偿间歇

【课前预习】

（1）了解蛙类心脏特点。

（2）复习心肌的特性等相关概念及理论知识。

（3）复习期前收缩和代偿间歇产生的机制及表现。

（4）熟悉实验基本操作步骤。

（5）观看操作视频。

【实验目的】

（1）学习离体蟾蜍（或蛙）心灌流法。利用改变局部温度和结扎的方法来观察蟾蜍心脏起搏点和蟾蜍心脏不同部位传导系统的自律性高低。

（2）学习在体蟾蜍心跳曲线的记录方法，并通过对期前收缩和代偿间歇的观察，了解心肌兴奋性的变化特点。

（3）观察心脏在兴奋过程中兴奋性的变化。心肌有效不应期约相当于整个收缩期和舒张早期，在此期间给予任何刺激均不会产生兴奋。在心室舒张中、晚期电刺激心室肌，则可在正常节律性收缩之前发生一次收缩，称为期前收缩，并在其后往往有一较长的心室舒张期，称为代偿间歇。

【实验原理】

蛙类心脏有两个心房和一个心室，心脏活动具有自律性，心脏的起搏点是静脉窦。心房、心室的自律细胞称为潜在起搏点。静脉窦的节律最高，心房次之，心室最低。正常情况下，心脏的活动节律受控于静脉窦的节律，其活动顺序为：静脉窦、心房、心室。如果静脉窦的兴奋传导受阻，潜在起搏点可取代静脉窦引发心房、心室收缩活动。静脉窦、心房、心室的收缩活动可以通过张力传感器描记下来。自律细胞的兴奋性和节律与许多因素有关，其中体

温是影响兴奋性的重要因素。分别单独加温心室、心房、静脉窦，观察其节律变化，可以证明三者节律性的高低。

心肌具有较长的不应期，绝对不应期几乎占整个收缩期，有效不应期几乎相当于心室整个收缩期及舒张期的前三分之一。在心室收缩期内给予任何刺激，心室都不发生反应。在心室的舒张期特别是舒张的中后期，给予心室一个阈上刺激，则引发一次正常自律性以外的收缩反应，成为期前收缩或期外收缩。期外收缩本身也有一个有效不应期，当静脉窦传来的正常节律性兴奋刚好落在这个不应期内时，心室不再发生收缩反应，须待静脉窦传来下一次兴奋才能发生收缩反应。因此，在期外收缩之后，就会出现一个较长于正常节律性活动的间歇期，称为代偿间歇。心肌组织的这个特点，使得心肌不会像骨骼肌那样产生完全强直收缩，保证心肌始终作收缩与舒张的节律性活动，从而使心脏有血液回心充盈的时期，实现心脏的泵血功能。

【实验动物】

蟾蜍或蛙。

【实验器材和药品】

蛙类手术器械，BL-420N 生物信号采集与分析系统，刺激电极，蛙心夹，张力换能器，任氏液等。

【实验方法与操作步骤】

1. 标本制备

（1）破坏脑脊髓：取蟾蜍（或蛙）一只，用自来水冲洗干净，用探针破坏脑和脊髓，并将其仰位固定在蛙板上。

（2）暴露内脏：用粗剪刀剪开胸骨表面的皮肤并沿中线剪开胸骨，打开胸腔，暴露心脏。

（3）打开心包：用眼科镊夹起心包膜，用眼科剪沿纵轴方向剪开心包膜（图 4-6）。

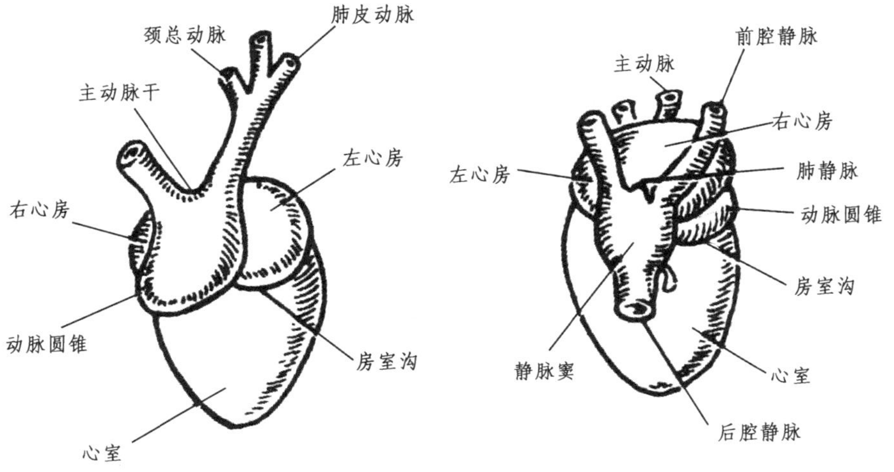

（a）腹面　　（b）背面

图 4-6　蛙心结构

2. 仪器装置连接（图 4-7）

（1）打开主机：张力换能器及刺激电极与主机相连接。

（2）在心脏舒张时用系有丝线的蛙心夹夹住心尖，心脏经蛙心夹和换能器连接。将刺激电极固定在铁架台上，使其两极和心室紧密接触。

（3）选择张力，调节适宜的放大倍数和刺激参数。

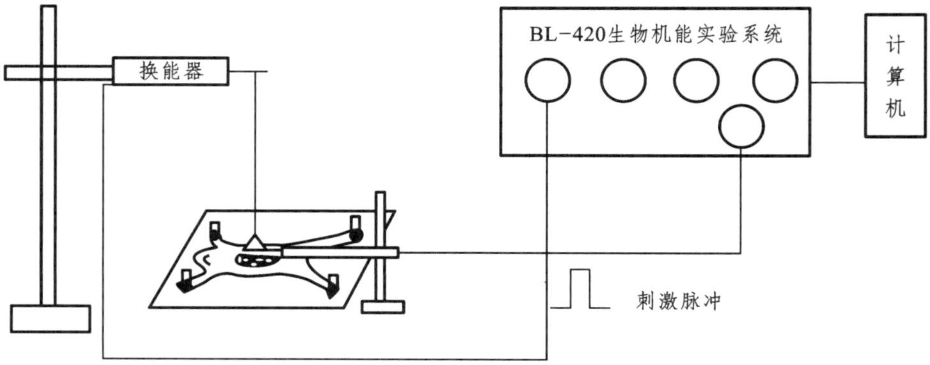

图 4-7　仪器连接示意

【观察项目与结果记录】

（1）先描记几个正常心跳曲线作为对照，然后选择适当强度的单个阈上刺激（刺激强度为 3～5 V），分别在心室舒张的早、中、晚期刺激心室（注意每刺激一次后，要待心室恢复正常几个心搏后再行第二次刺激），观察心跳曲线有何变化？是否出现期前收缩和代偿间歇？

（2）以同等刺激强度，在心收缩期给予心室一次刺激，观察心跳曲线是否发生变化（图 4-8）。如增加刺激强度，在心收缩期再给予一次刺激会有什么结果？为什么？

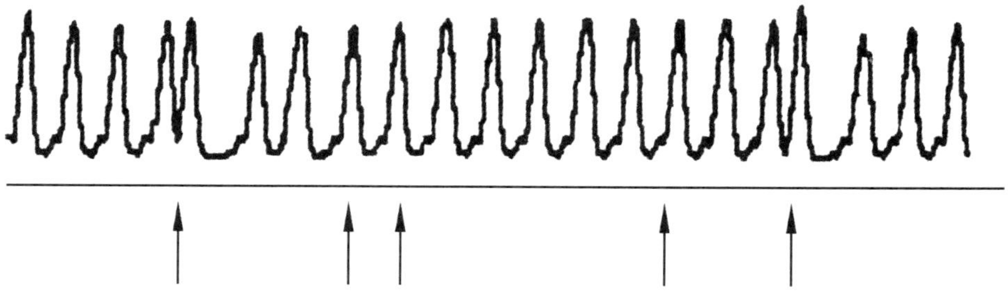

注：箭头表示给予刺激

图 4-8　期前收缩和代偿间歇

【注意事项】

（1）蟾蜍毁髓要彻底，否则肢体扭动将影响心跳曲线的记录。

（2）刺激电极与心室肌接触要良好，一般将电极紧靠心底部一侧为宜。

（3）用蛙心夹夹心室肌时，应在心舒时夹住心尖，不可夹得过多戳破心脏而漏血或夹得过少而脱落。

（4）实验过程中应经常滴加任氏液，使心脏表面保持湿润。

（5）刺激心脏前，先检查电刺激是否有效，强度是否适宜。

【思　考】

（1）在正常情况下，静脉窦、心房和心室三者的节律性舒缩活动有何不同？为什么？

（2）分别用盛有 40 °C 左右热水的小试管接触心室、心房和静脉窦，将引起什么变化？为什么？

（3）在静脉窦和心房交界部的窦房沟处结扎，心脏各部分的节律性活动有何变化？为什么？

（4）讨论期前收缩和代偿间歇产生的原因。

（5）心肌的有效不应期长有何生理意义？

（6）当心率过速或过缓时，期前收缩后是否会出现代偿间歇？为什么？

（7）存在不应期的实验依据是什么？

（孙妍　田茂友）

实验五　家兔呼吸运动的调节及影响

【课前预习】

（1）了解家兔类呼吸特点。

（2）复习呼吸的相关概念及呼吸运动的调节等理论知识。

（3）熟悉实验基本操作步骤。

（4）观看操作视频。

【实验目的】

（1）了解记录呼吸运动的方法。

（2）掌握呼吸运动的调节。

（3）理解各种因素对呼吸运动的影响。

【实验原理】

呼吸是指机体与外界环境之间的气体交换过程。通过呼吸，机体从大气中摄取新陈代谢所需的 O_2，排出所产生的 CO_2。呼吸过程的一个重要环节是实现外界空气与肺之间的气体交换即肺通气，完成这样一个气体交换过程的原动力是呼吸肌的收缩、舒张所造成的胸廓的扩大与缩小，即呼吸运动。当胸廓运动时，由于胸膜腔的结构特点以及胸膜腔负压的存在，必然带动肺的扩大或缩小，进而使肺内压降低或升高，造成外界大气压与肺内压之间的差值，推动气体通过呼吸道进出肺。正常情况下，呼吸运动按照一定的节律及深度活动。

当机体内、外环境条件变化时，由于体内调节机制的作用，呼吸运动将会做出相应的改变以适应机体代谢的需要。此外，如果外伤、疾病使胸膜腔的密闭性受到破坏，或在实验动物身上制造人工气胸，都会使胸膜腔负压消失，其结果将造成肺通气功能的障碍，影响机体与外环境的气体交换，最终也会引起呼吸运动的变化。

【实验动物】

家兔，体重 2.5 ~ 3.0 kg，雌雄不限。

【实验器材和药品】

BL-420N 生物信号采集与分析系统，张力换能器，呼吸流量换能器，水检压计连接胸膜腔穿刺注射空气装置，保护电极，兔手术台，哺乳动物手术器械，气管插管，注射器（1 mL，20 mL，50 mL），橡皮管（长度约为 50 cm），二氧化碳发生器，缺氧装置，20%乌拉坦溶液，0.9%氯化钠注射液，纱布和丝线等。

【实验方法与操作步骤】

（1）麻醉与固定：用 20%乌拉坦溶液 5 mL/kg 由耳缘静脉注入。待兔麻醉后，将其于仰卧位固定在手术台上。

（2）手术：在颈部正中做皮肤切口，长度为 7～8 cm 至胸骨上缘。分离皮下组织及骨骼肌，暴露气管，在其下穿一丝线备用。于 4～5 气管软骨环做一倒“T”形切口，插入气管插管并用线结扎固定。分离双侧颈部迷走神经，分别在其下穿一根丝线备用（图 4-9）。

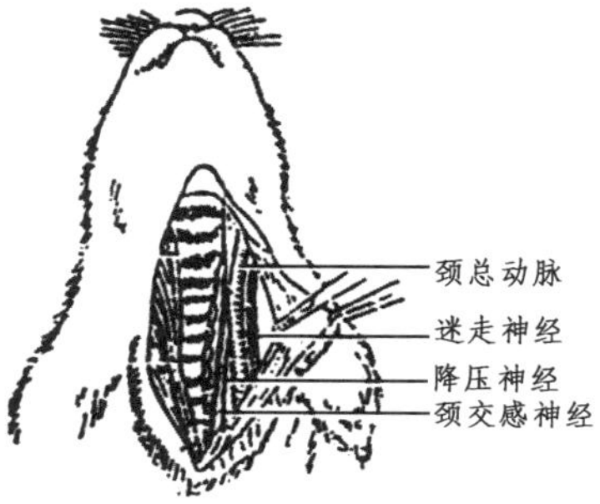

图 4-9　家兔颈部神经和血管的解剖示意

（3）将系有线的弯钩大头针钩在胸廓活动最明显部位的胸壁上，线的另一端垂直系于张力换能器感应片小孔上，换能器与计算机第 1 通道插孔相连，记录呼吸运动；将气管插管一侧开口与呼吸流量换能器相连，换能器再与计算机第 2 通道插孔相连，记录进出呼吸道的气量。

（4）启动计算机进入 BL-420N 软件系统，从实验项目框中找出呼吸实验的呼吸运动调节项，开始记录。

【观察项目与结果记录】

（1）吸入 CO_2 对呼吸运动的影响：将 CO_2 发生器装入浓 HCl 和 $CaCO_3$，将发生器上的出口与气管插管一侧管口相接，倾斜 CO_2 发生器令 HCl 与 $CaCO_3$ 接触使之发生化学反应产生 CO_2，观察呼吸运动及通气量有何变化。

（2）吸入气中氧浓度降低对呼吸运动的影响：将盛有钠石灰的低氧装置与气管插管一侧相连，使动物吸入一定量氮气以降低吸入气中氧浓度，观察呼吸运动及通气量有何改变。

（3）增大无效腔对呼吸运动的影响：将气管插管一侧开口连接长度约为 50 cm 的橡皮管，观察呼吸运动及通气量有何变化。

（4）药物对呼吸的影响：观察血中酸性物质增多时的效应，用 5 mL 注射器由耳缘静脉较快地注入 2 mL 3%乳酸溶液，观察此时呼吸运动的变化过程。

（5）观察正常情况和人工气胸时胸膜腔内压变化以及对呼吸与肺通气的影响：采用水检压计连接胸膜腔穿刺注射空气装置，先夹闭止水夹Ⅲ，放开Ⅰ、Ⅱ，将大号注射针头从兔右胸腋前线第 4 ~ 6 肋间沿肋骨上沿垂直插入胸膜腔内，固定针头，观察到胸膜腔内压呈现负压且随呼吸变化而波动。关闭止水夹Ⅱ，放开Ⅰ、Ⅲ，用注射器快速注射空气 50 ~ 100 mL，观察呼吸运动及通气量变化；继而放开止水夹Ⅱ、关闭Ⅲ，检测胸膜腔内压变化。当呼吸运动变化较明显时抽出注入的空气，再观察胸膜腔内压、呼吸运动及通气量的变化（图 4-10）。

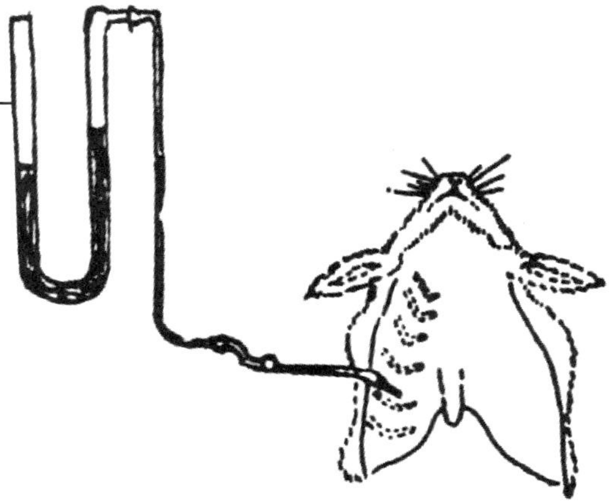

图 4-10　胸内负压的测量

（6）切断及刺激迷走神经对呼吸运动的影响：先结扎一侧迷走神经并将其切断，观察呼吸运动有何变化；然后再结扎并切断另一侧迷走神经，观察呼吸运动有何变化。以中等强度的频率重复脉冲刺激一侧迷走神经中枢端，观察刺激期间呼吸运动的变化。

（7）记录结果：反演第 1 通道实验记录，找出所需分析的实验记录部分。选定“区间测量”，测出各实验条件下呼吸频率、深度、吸气及呼气时程。在基本功能栏中选择显示，再现所剪辑的记录部分，然后标示出各部分测量结果。

【注意事项】

（1）气管插管时，注意对气管进行止血和清理气管内分泌物后再行插管。

（2）经耳缘静脉注射乳酸时，要选择静脉远端，注意不要刺穿静脉，以免乳酸外漏，引起动物躁动。

（3）行胸膜腔穿刺时应注意穿刺部位及深度，避免针头被兔毛或血液堵塞而影响胸膜腔内压力的传导。

（4）用保护电极刺激迷走神经向中枢端之前一定先检查刺激器的输出。

（5）在实验全过程中不得变动气管插管侧管的夹子，以便做呼吸振幅前后比较。

【思　考】

（1）根据所学理论逐一分析实验结果，说明呼吸运动发生改变的机制。

（2）迷走神经在节律性呼吸运动中起何作用？

（孙妍　田茂友）

实验六　家兔动脉血压的调节及其影响

【课前预习】

（1）动脉血压的形成及影响因素。

（2）心血管活动的调节。

（3）α、β、M、N 及多巴胺受体的分布及效应。

（4）传出神经系统药物肾上腺素、去甲肾上腺素、异丙肾上腺素、多巴胺、酚妥拉明、普萘洛尔、乙酰胆碱、阿托品对血压的作用。

【实验目的】

（1）学习直接测定和记录家兔动脉血压的实验方法。

（2）观察神经、体液因素及传出神经系统药物对动脉血压的影响，从而加深对动脉血压的调节及药物作用机制的理解。

【实验原理】

血压（Blood Pressure，BP）是指血管内流动的血液对单位面积血管壁的侧压力。由于血管分动脉、静脉和毛细血管，所以，血压也可分为动脉血压、静脉血压和毛细血管压。通常所说的血压是指动脉血压。动脉血压的形成主要决定于以下条件：心血管系统内的血量、心室射血和外周阻力、主动脉和大动脉的弹性。因此，凡是直接或间接影响以上条件的因素均可影响动脉血压。

在正常生理情况下，人和其他哺乳动物的动脉血压是相对稳定的。这种相对稳定性是通过神经和体液因素的调节而实现的，其中以颈动脉窦-主动脉弓压力感受性反射尤为重要，即减压反射。支配心脏的传出神经有交感神经和迷走神经。支配血管平滑肌的神经统称为血管运动神经，包括缩血管神经和舒血管神经。所有神经都是通过其末梢释放的递质与心肌和血管壁平滑肌的相应受体结合而发挥其生理作用。心交感神经兴奋时心跳加快、心肌收缩力加强和传导加速，从而使心排血量增加，动脉血压升高。心迷走神经兴奋时心跳减慢、心肌收缩力减弱，从而使心排血量减少，动脉血压降低。交感缩血管神经兴奋时血管平滑肌收缩、血管口径变小、外周阻力增加，动脉血压升高。心血管活动除受神经调节外，还受血液中化学物质及相应药物影响，如肾上腺素、去甲肾上腺素、异丙肾上腺素、氯乙酰胆碱和多巴胺等。同时，也可受相应阻断剂影响。其作用原理是这些药物均能与心肌和血管平滑肌上的相应受体结合而发挥作用。

【实验动物】

家兔，体重 2.5 ~ 3.0 kg，雌雄不限。

【实验器材和药品】

BL-420N 生物信号采集与分析系统，计算机，哺乳类动物手术器械，玻璃分针，注射器（1 mL，2 mL，50 mL），气管插管，动脉插管，动脉夹，保护电极，压力换能器，20%乌拉坦溶液，0.3%肝素，0.9%氯化钠注射液，0.01%酒石酸去甲肾上腺素溶液，0.01%盐酸肾上腺素溶液，0.01%盐酸多巴胺溶液，0.1%硫酸异丙肾上腺素溶液，1%酚妥拉明溶液，0.01%盐酸普萘洛尔溶液，0.001%氯乙酰胆碱溶液，0.01%硫酸阿托品溶液。

【实验方法与操作步骤】

1. 仪器准备

（1）将压力换能器插入 BL-420N 生物信号采集与分析系统的 CH1 通道，将保护电极插入 BL-420N 生物信号采集与分析系统的刺激输出通道，打开 BL-420N 生物信号采集与分析系统和计算机。

（2）计算机桌面启动 BL-420N 系统软件，选择软件主界面的菜单栏“实验模块”，在下拉菜单中选择“循环”中“动脉血压调节”项。选定后监视即开始。

（3）记录前根据实验要求适当调整各项参数。

2. 动物准备

（1）称重、麻醉与固定。

取家兔 1 只，称重后，用 20%乌拉坦溶液按 5 mL/kg 经兔耳缘静脉注入。待兔麻醉后，将兔于仰卧位固定于兔手术台上。

（2）颈部手术。

① 颈部切开及气管插管：剪去颈部手术区域兔毛，在颈中线从甲状软骨下到胸骨上缘做长 8 cm 的切口，用止血钳钝性分离皮下组织、肌肉及气管，于气管下穿一根线备用，在甲状软骨下 4，5 个环状软骨处剪一倒“T”形切口，插入气管插管，并用备用线将气管和插管结扎，最后固定在气管插管分叉处，以防滑脱（图 4-11）。

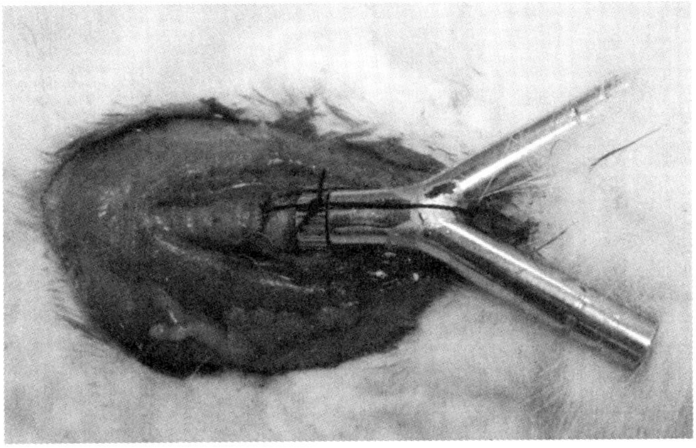

图 4-11　气管插管

② 分离右侧迷走神经和两侧颈总动脉：用拇指和示指将气管一侧的皮肤及肌肉提起并外翻，同时用另外三指在皮肤外向上顶，找到颈动脉鞘。用玻璃分针分离右侧迷走神经（三根神经中最粗的神经）和两侧颈总动脉，并在神经下留一根线，动脉下留两根线备用（图 4-12）。

③ 左颈总动脉插管：将动脉插管尾端插入压力换能器正中的通道，将三通管插入压力换能器侧面的通道（图 4-13）。从三通管处注入 0.3%的肝素溶液，使压力换能器和动脉插管内

充满肝素，排尽空气，关闭三通管，检查是否有渗漏。将压力换能器固定在铁架台上，调节压力换能器与兔心脏在同一水平高度。

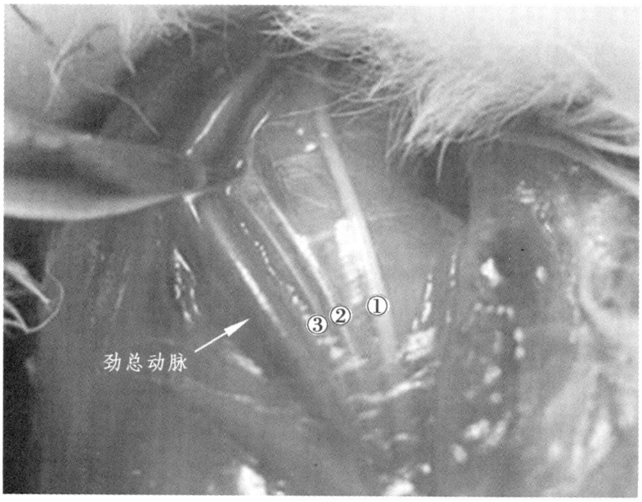

图 4-12　兔颈部血管神经

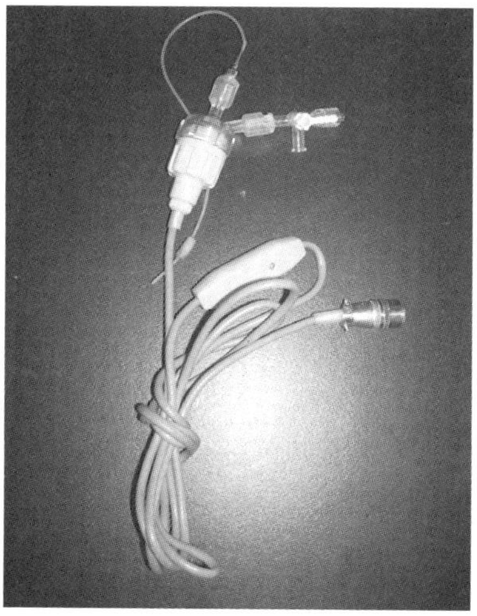

图 4-13　压力换能器的准备

将分离好的左颈总动脉远心端结扎，近心端用动脉夹夹闭（图 4-14）。用左手拇指和中指拉住远心端的结扎线，示指从血管背后将血管轻轻托起，右手持眼科剪，在靠近远心端结扎处的动脉上做一“V”形切口，剪开血管管径的 1/3。将已准备好的动脉插管从切口处沿心脏方向插入合适的长度，打双结结扎，最后固定于导管的胶布上方（图 4-15）。松开动脉夹，可见导管内液体随心脏搏动而波动。

（3）静脉通道建立：用输液针做耳缘静脉穿刺，并用动脉夹将输液针固定。以 5 ~ 6 滴/min 的速度输入生理盐水，保持静脉通畅。

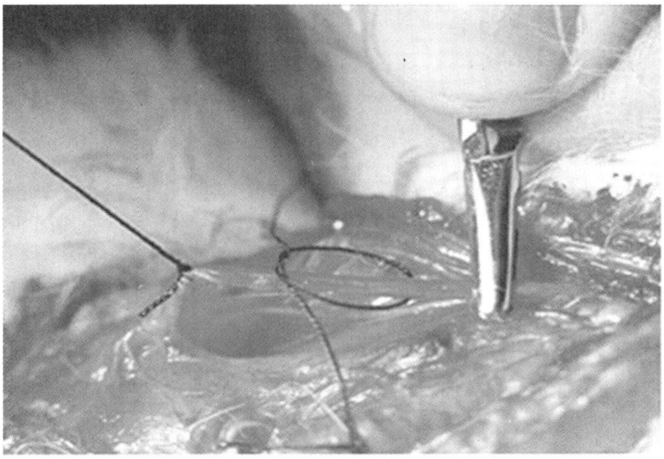

图 4-14　颈总动脉插管前结扎

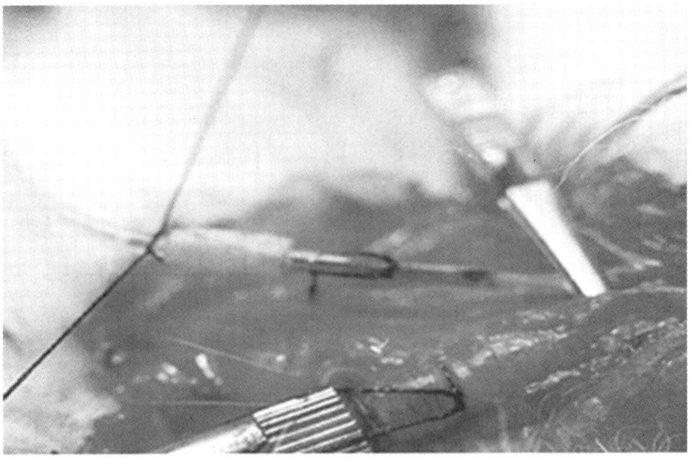

图 4-15　颈总动脉插管固定

3. 观察项目与结果记录（注：以下各项目均需血压恢复正常后再进行下一项目实验）

（1）描记正常动脉血压曲线，分辨一级波和二级波。血压曲线有时可以看到三级波（图 4-16）。

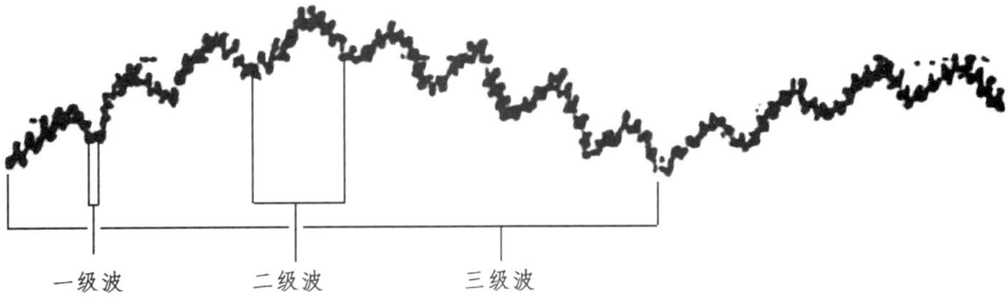

图 4-16　血压曲线

一级波：心搏波，随心脏收缩和舒张出现的血压波动，与心率一致。

二级波：呼吸波，伴随呼吸运动而出现的血压波动，与呼吸节律一致。

三级波：可能是由于血管运动中枢紧张性的周期性变化所致。

（2）带胶管的动脉夹夹闭右颈总动脉，阻断血流 15 s，观察动脉血压的变化。

（3）经耳缘静脉注入 0.01%盐酸肾上腺素溶液 0.2 mL/kg，观察动脉血压的变化。

（4）经耳缘静脉注入 0.01%酒石酸去甲肾上腺素溶液 0.2 mL/kg，观察动脉血压的变化。

（5）经耳缘静脉注入 0.01%硫酸异丙肾上腺素 0.2 mL/kg，观察动脉血压的变化。

（6）经耳缘静脉注入 0.01%盐酸多巴胺溶液 0.2 mL/kg，观察动脉血压的变化。

（7）经耳缘静脉注入 1%酚妥拉明溶液 0.2 mL/kg，观察动脉血压的变化。1 min 后分别重复（3）、（4）操作，分别观察血压变化与前者有何不同。

（8）经耳缘静脉缓慢注入 0.01%盐酸普萘洛尔溶液 0.5 mL/kg，观察心率变化。明显变慢后即停药，再重复（4）操作，观察血压变化的程度与前者有何不同。

（9）经耳缘静脉缓慢注入 0.001%氯化乙酰胆碱溶液 0.1 mL/kg，观察动脉血压的变化，在动脉血压明显变化时停药。

（10）经耳缘静脉注入 0.01%硫酸阿托品溶液 0.1 mL/kg，观察动脉血压的变化。待基本恢复后再重复（9）操作，观察血压有何变化。

（11）用备用线靠头端结扎分离出的右侧迷走神经，在结扎处的靠头端剪断迷走神经，将迷走神经的近心端放在保护电极上。移动计算机鼠标，选择刺激参数调节，选“粗电压”“连续刺激”，点击“启动刺激”，刺激迷走神经外周端，观察血压有何变化。

请将实验结果按表 4-1 记录并写在实验报告中。

表 4-1　动脉血压的神经体液调节

实验项目	收缩压/mmHg		舒张压/mmHg		平均动脉压/mmHg	
	处理前	处理后	处理前	处理后	处理前	处理后
正常						
夹闭右侧颈总动脉						
静注肾上腺素						
静注去甲肾上腺素						
静注异丙肾上腺素						
静注多巴胺						
静注酚妥拉明						
静注肾上腺素						
静注去甲肾上腺素						
静注普萘洛尔						
静注去甲肾上腺素						
静注乙酰胆碱						
静注阿托品						
静注乙酰胆碱						
刺激迷走神经外周端						

【注意事项】

（1）麻醉时注射要缓慢，避免麻醉意外。

（2）手术操作要仔细，避免损伤神经和血管。

（3）颈动脉插管切口以靠远心端为宜，以便血管断裂后可在近心侧重插。

（4）在整个实验过程中要保持动脉插管与动脉干同一走向，以免刺破血管。

（5）插管后，描记血压前必须进行零点设置（调零）。实验参数调好后，整个实验过程不再变动。

（6）做完操作后，要用湿纱布覆盖手术区域。

（7）每个项目后，应待血压基本恢复并稳定后再进行下一项。

（8）用药浓度和剂量要求准确，以确保实验效果的正确性。小剂量注射某种药物后，应紧接着注射 1 ~ 2 mL 生理盐水，使药物及时进入血液循环。

（9）实验结束后，必须先结扎颈总动脉近心端，再拆除动脉插管。

【思　考】

（1）影响动脉血压的因素有哪些？

（2）每个项目对动脉血压分别有什么影响？为什么会出现这种现象？其机制分别是什么？

（3）夹闭一侧颈总动脉和夹闭一侧股动脉，对血压的影响有何不同，为什么？

（梁岚　田茂友）

实验七　家兔尿生成的调节及其影响

【课前预习】

（1）尿生成过程。

（2）尿生成的调节。

（3）呋塞米的药理作用、临床应用及不良反应。

【实验目的】

（1）学习尿道插管技术和尿量的记录及测量方法。

（2）观察神经、体液因素及药物对血压、尿生成的影响，并分析其作用机制。

【实验原理】

尿的生成过程包括肾小球的滤过、肾小管和集合管的重吸收和分泌。凡影响上述过程的因素，均可引起尿液生成的量及性质发生改变。

当循环血液流经肾小球毛细血管时，除了血液中的血细胞和血浆中的大分子蛋白质不能通过滤过膜外，其他血浆成分均可通过滤过膜滤入肾小囊腔内，形成肾小球滤液，又称原尿。该过程即肾小球滤过。每分钟两肾产生的超滤液量称为肾小球滤过率（*GFR*）。*GFR* 取决于滤过系数（K_f，即滤过膜的面积及其通透性）及有效滤过压（P_{UF}，即肾小球滤过作用的动力）。$GFR=K_f \times P_{UF}$。K_f 在正常情况下较为稳定，因而对肾小球滤过率影响较小，而 P_{UF} 则可明显影响肾小球滤过率。

$$P_{UF}=\text{肾小球毛细血管压}-(\text{血浆胶体渗透压}+\text{肾小囊内压})$$

动脉血压（以下简称血压）变动于 80 ~ 180 mmHg 范围内，对肾小球毛细血管压基本无影响，从而使 *GFR* 基本保持不变。当血压降到 80 mmHg 以下时，通过交感-肾上腺髓质系统作用，使肾血管收缩，肾血流量减少，肾小球毛细血管压降低，P_{UF} 降低，从而 *GFR* 减少。当血压降低到 40 ~ 50 mmHg 以下时，*GFR* 可降低到零而无尿。血浆胶体渗透压和肾小囊内压在正常情况下相对稳定，但如快速静脉注射 0.9%氯化钠注射液使血浆蛋白浓度稀释，则可使胶体渗透压降低而增加 *GFR*。此外，肾血流量对 *GFR* 有明显影响。肾血流量大，*GFR* 增加；反之，则降低。交感神经兴奋致血管阻力增加而使肾血流量减少，从而使 *GFR* 降低。

肾小管的近曲小管能吸收原尿中 60% ~ 65%的 Na^+和几乎全部葡萄糖、氨基酸和其他有机溶质。Na^+的重吸收主要通过 Na^+-K^+-ATP 酶的主动转运。

肾小管的髓袢重吸收 Na^+的部位是升支粗段，此段能重吸收 35%的 Na^+。其转运通过 Na^+-K^+-$2Cl^-$同向转运系统和 Na^+-K^+-ATP 酶进行。随着 NaCl 的重吸收，尿液被稀释，其内的液体渗透浓度可低至 50 mmol/L（50 mosm/kgH_2O），形成低渗尿。而其所在间质区因吸收大量盐形成高渗区，与经过此区的远曲小管和集合管内的液体形成强大的渗透压差。此渗透压差加上血管升压素（抗利尿激素，ADH）的作用，使管腔内的大量水分被吸收。因而在集合管内，尿液又浓缩成高渗液。

肾小管的远曲小管能吸收 10%的 Na^+，其转运通过 Na^+-Cl^-同向转运系统和 Na^+-K^+-ATP 酶进行。集合管和集合导管只吸收原尿中 2% ~ 5%的 Na^+，但此段决定尿液排泄 Na^+的最终浓度，同时又是盐皮质激素（醛固酮）和 ADH 显著作用部位和肾排 K^+的重要部位。醛固酮可进入肾小管上皮细胞，与细胞质内醛固酮受体结合形成醛固酮-受体复合物，此与细胞核内受体结合启动 DNA 基因转录，促进 mRNA 的形成，增加醛固酮诱导蛋白（aldosterone-induceprotein，AIP）合成，引起管腔 Na^+通道结构改变，增强管腔膜对 Na^+的通透性。同时，AIP 还通过提高 Na^+-K^+-ATP 酶活性，促进 K^+通道开放，由此促进 Na^+的吸收和 K^+的排泄。

原尿在集合管通过上述浓缩结果，最终的渗透浓度可高达 1 200 mmol/L。此尿液就是终尿，因而机体最后排出的终尿为高渗尿。

呋塞米等高效利尿药作用于髓袢升支粗段上皮细胞，抑制 Na^+-K^+-$2Cl^-$同向转运系统，减少 NaCl、Mg^{2+}、Ca^{2+}、K^+的再吸收，破坏了此段尿液的稀释过程。同时，呋塞米使间质区高渗状态不能形成，而破坏了尿液的浓缩过程。即间质区远曲小管和集合管内的液体由于管内外没有强大的渗透压差而无法将水分大量再吸收，因而小管液在此段不是高渗的浓缩状态而是低渗和等渗状态，最后排出带有大量水分的等渗或低渗尿而起到强大的利尿作用。

注入高渗葡萄糖而使血糖浓度超过肾糖阈，近曲小管对滤液中高浓度的葡萄糖无法完全重吸收，而使小管液中溶质浓度增加，引起渗透性利尿作用，因而也使尿量增加。

【实验动物】

家兔，体重 2.5 ~ 3.0 kg，雄兔。

【实验器材和药品】

BL-420N 生物信号采集与分析系统，计算机，哺乳类动物手术器械，玻璃分针，保护电极，注射器（1 mL，2 mL，50 mL），气管插管，动脉及静脉插管，动脉夹，压力换能器，尿道插管，输液装置，试管架及试管，酒精灯，刻度吸管（5 mL），20%乌拉坦溶液，0.3%肝素，0.9%氯化钠注射液，50%葡萄糖溶液，0.01%去甲肾上腺素，0.1%呋塞米（速尿）溶液，班氏试剂，利多卡因溶液。

【实验方法与操作步骤】

1. 仪器准备

（1）将压力换能器插入 BL-420N 生物信号采集与分析系统的 CH1 通道，将保护电极插入 BL-420N 生物信号采集与分析系统的刺激输出通道，打开 BL-420N 生物信号采集与分析系统和计算机。

（2）计算机桌面启动 BL-420N 生物系统软件，选择软件主界面的菜单栏“实验模块”，在下拉菜单中选择“泌尿系统”中“影响尿生成的因素”项。选定后监视即开始。

（3）记录前根据实验要求适当调整各项参数。

2. 动物准备

（1）称重、麻醉、固定及气管插管。

取家兔 1 只，称重后，用 20%乌拉坦溶液按 5 mL/kg 经兔耳缘静脉注入。待兔麻醉后，将兔于仰卧位固定于兔手术台上。剪去颈部手术区域兔毛，做颈部正中切口，钝性分离皮下组织、肌肉及气管，气管插管。

（2）分离右侧迷走神经及右颈外静脉插管。

用玻璃分针钝性分离右侧迷走神经，穿单线备用。沿血管走行方向钝性分离右侧颈外静脉，做右侧颈外静脉插管。松开动脉夹，打开输液装置，以 15 滴/min 的速度输入生理盐水，保持静脉通畅。

（3）左颈总动脉插管。

沿血管走行方向钝性分离左颈总动脉，做左颈总动脉插管。松开动脉夹，引导血压信号。

（4）尿道插管。

将利多卡因滴 2 ~ 3 滴在兔尿道口上，并在导尿管头端涂上长度约 12 cm 的液体石蜡油。将导尿管从尿道口插入，见尿后再进入一点，用胶布固定导尿管，将导尿管尾端放入小烧杯收集尿液。

3. 观察项目与结果记录（注：以下各项目均需血压、尿量稳定后再进行下一项目实验）

（1）记录正常的血压及尿量（滴/min）。

（2）快速输入（2 滴/s）37 °C 的 0.9%氯化钠注射液 40 mL，然后将输液滴速调为 1 滴/5 s（后面实验滴速相同），观察并记录血压和尿量的变化。取尿液 2 滴进行尿糖定性实验（见附注）。

（3）静脉注射 50%葡萄糖溶液 2 mL/kg，于尿量明显增多时再取尿液 2 滴做尿糖定性实验。

（4）静脉注射 0.01%去甲肾上腺素 0.5 mL，观察血压及尿量的变化。

（5）静脉注射 0.1%呋塞米溶液 2 mL/kg，观察并记录血压及尿量的变化。

（6）用备用线靠头端结扎分离出的右侧迷走神经，在结扎处的靠头端剪断迷走神经，将迷走神经的近心端放在保护电极上。移动计算机鼠标，选择刺激参数调节，选“粗电压”“连续刺激”，点击“启动刺激”，刺激迷走神经外周端 0.5 ~ 1 min，使血压下降 50 mmHg 左右，观察血压及尿量的变化。

请将实验结果按表 4-2 记录并写在实验报告中。

表 4-2　不同因素对尿量变化的影响及尿糖定性实验

实验项目	血压/mmHg		尿量/滴或 mL/min		尿糖定性实验
	处理前	处理后	处理前	处理后	
正常					/
0.9%氯化钠					
50%葡萄糖					
0.01%去甲肾上腺					/
0.1%呋塞米					/
刺激迷走神经外周端					/

【附　注】尿糖定性实验

（1）试管内加班氏试剂 1 mL，再加尿液 2 滴。

（2）在酒精灯上加热煮沸。加热时应注意振荡，防止试液煮沸时溢出管外。

（3）冷却后观察尿液和沉淀的颜色。如溶液的颜色由绿色转变成黄色或砖红色，表示尿糖试验阳性。

【注意事项】

（1）做完操作后，要用湿纱布覆盖手术区域。

（2）插管动作要轻柔，避免损伤性尿闭。

（3）每项实验之前，均记录尿滴数或 5 min 内总尿量，待尿滴均匀稳定后，再开始下一药物。

（4）注意电刺激时迷走神经的状态，可用生理盐水浸润。

（5）实验前给动物多吃些多汁的青绿饲料。在家兔麻醉后，立即适量输液，或在实验前 30 min 对家兔灌胃，给水 40 ~ 50 mL，以增加其基础尿流量。

【思　考】

（1）根据实验结果，试分析尿量发生变化的机理是什么？

（2）给实验动物一次性口服大量清水或静脉输入大量生理盐水时，尿量变化有何异同？其作用机制如何？

（3）你还能在此实验中加入何种实验项目？

（梁岚　田茂友）

实验八　家兔失血性休克及药物治疗

【课前预习】

（1）休克的病因及分类。

（2）休克的发展过程与发病机制。
（3）休克的治疗原则。
（4）去甲肾上腺素、多巴胺、异丙肾上腺素等药物的药理作用。

【实验目的】

（1）复制家兔急性失血性休克的动物模型。
（2）观察急性失血性休克发展过程中动物机体的变化。
（3）探讨失血性休克的机理及救治方法，加深休克防治原则及所用药物药理作用的理解。

【实验原理】

休克是机体在严重失血失液、感染、创伤等强烈致病因子的作用下，有效循环血量急剧减少，组织血液灌流量严重不足，以致各重要生命器官和细胞发生功能、代谢障碍及结构损害的全身性危重病理过程。休克可由不同病因引起，但大多数休克发生的共同基础是有效循环血量的减少。机体有效循环血量的维持由 3 个因素决定：① 足够的循环血量；② 正常的血管舒缩功能；③ 正常的心泵功能。影响以上三个因素中任何一个，均可导致休克发生。

失血性休克属于低血容量性休克。失血性休克的发生与否取决于失血量和失血速度，一般来说，15 min 内失血量小于全血量 10%，机体能够代偿；当血量锐减（如外伤出血、胃十二指肠溃疡出血或食管静脉曲张出血等）超过全血量的 20%时，极易导致急性循环障碍，组织有效血液灌流量不足，即休克发生。根据休克过程中微循环的改变，将休克分为三期：休克早期（微循环缺血期或缺血性缺氧期）；休克期（微循环淤血期或淤血性缺氧期）；休克晚期（微循环衰竭期或 DIC 期）。但依失血程度及快慢的不同，各期持续时间、病理生理改变和临床表现均有所不同。

对失血性休克的治疗，首先强调的是止血、补充血容量，以提高有效循环血量、心排血量，改善组织灌流；其次根据休克的不同发展阶段合理应用血管活性药物，改善微循环状态。

【实验动物】

家兔，体重 2.5 ~ 3.0 kg，雄兔。

【实验器材和药品】

BL-420N 生物信号采集与分析系统，计算机，哺乳类动物手术器械，玻璃分针，注射器（1 mL，2 mL，50 mL），气管插管，动脉及静脉插管，动脉夹，张力换能器（呼吸流量换能器），压力换能器，尿道插管，输液装置，20%乌拉坦溶液，0.3%肝素，0.9%氯化钠注射液，0.002%去甲肾上腺素溶液，0.01%异丙肾上腺素溶液，0.1%多巴胺溶液，利多卡因溶液。

【实验方法与操作步骤】

1. 仪器准备

（1）将压力换能器插入 BL-420N 生物信号采集与分析系统的 CH1 通道，张力换能器（呼吸流量换能器）插入 BL-420N 生物信号采集与分析系统的 CH2 通道，打开 BL-420N 生物信号采集与分析系统和计算机。

（2）计算机桌面启动 BL-420N 生物机能实验系统软件，选择软件主界面的菜单栏“实验模块”，在下拉菜单中选择“病生”中“急性失血性休克及抢救”项。选定后监视即开始。

（3）记录前根据实验要求适当调整各项参数。

2. 动物准备

（1）称重、麻醉、固定及气管插管。

取家兔 1 只，称重后，用 20%乌拉坦溶液按 5 mL/kg 经兔耳缘静脉注入。待兔麻醉后，将兔于仰卧位固定于兔手术台上。剪去颈部手术区域兔毛，做颈部正中切口，钝性分离皮下组织、肌肉及气管，气管插管。

（2）右颈外静脉插管。

轻轻提起家兔颈部手术区域右侧的皮肤，用手指从皮肤外将皮肤外翻，找到颈外静脉，用止血钳（或玻璃分针）沿血管走行方向钝性分离右侧颈外静脉，游离颈外静脉 3 ~ 5 cm，静脉下穿两根线备用。用带有胶管的动脉夹夹闭血管近心端，待血管充盈后再结扎远心端。用左手拇指和中指拉住远心端的结扎线，示指从血管背后将血管轻轻托起，右手持眼科剪，在靠近远心端结扎处的血管上与血管成 45°做一“V”形切口，剪开血管管径的 1/3 ~ 1/2，将已准备好的静脉插管（静脉插管连接好输液装置，充满生理盐水，排尽空气）从切口处沿心脏方向插入 2 ~ 3 cm（或用玻璃分针或眼科镊插入血管内挑起血管后再插入静脉插管），备用线打双结结扎，最后固定于导管的胶布上方，以防滑脱。松开动脉夹，打开输液装置，以 15 滴/min 的速度输入生理盐水，保持静脉通畅。

（3）左颈总动脉插管。

用玻璃分针沿血管走行方向钝性分离左颈总动脉，穿两根线备用。游离好的左颈总动脉远心端结扎，近心端用带有胶管的动脉夹夹闭。用眼科剪在靠近远心端结扎处的动脉上做一“V”形切口，插入已准备好的动脉插管（动脉插管连接好压力换能器，充满肝素，排尽空气），备用线结扎固定。松开动脉夹，引导血压信号。

（4）尿道插管。

将利多卡因滴 2 ~ 3 滴在兔尿道口上，并在导尿管头端涂上长度约 12 cm 的液体石蜡油。将导尿管从尿道口插入，见尿后再进一点，插管总长度约为 10 ~ 12 cm，用胶布固定导尿管，将导尿管尾端放入小烧杯收集尿液。中途若发现无尿流出，可将导尿管改变方向，或向外、向内进退一点以保证尿流通畅。

（5）记录呼吸运动。

张力换能器：将系有线的弯钩大头针钩在胸廓活动最明显部位的胸壁上，线的另一端系于张力换能器感应片小孔上（注意张力换能器有字面朝上），张力换能器固定在铁架台上（调节换能器高度，使线处于垂直状态，松紧适宜，使兔的呼吸运动能在计算机上记录），记录正常呼吸运动曲线。

呼吸流量换能器：将呼吸流量换能器连接到气管插管上，保证家兔呼吸只能通过换能器通路进行，引导信号，记录正常呼吸曲线。

3. 观察项目与结果记录

（1）放血前记录各项观察指标。

① 一般情况：皮肤黏膜颜色及一般状况。

② 血压、心率及呼吸。

③ 尿量（滴/min）。

请将实验结果按表 4-3 记录并写在实验报告中。

（2）制备失血性休克动物模型。

打开颈动脉插管处的三通开关，使血液从颈总动脉流入 50 mL 注射器内（注射器内预先放 5 mL 肝素），在 15 min 内使平均动脉血压（MAP）降至 40 mmHg，通过调节放血量，维持 MAP 于 40 mmHg 15 ~ 20 min。用 500 mL 烧杯盛所放血液，烧杯中预先加入肝素 2 mL/kg。记录失血期间动物各项观察指标的改变。

（3）分组治疗。采用不同的方案进行救治，比较治疗效果。

① 治疗组

a. 输血输液：输入等失血量的生理盐水+抽出的全部血液量。

b. 单纯输液：输入等失血量的生理盐水。

c. 输液联合药物：输入等失血量的生理盐水+0.002%去甲肾上腺素 0.25 mL/kg；
输入等失血量的生理盐水+0.1%多巴胺 0.5 mL/kg；
输入等失血量的生理盐水+0.01%异丙肾上腺素 1 mL/kg。

② 对照组：继续维持 MAP 于 40 mmHg 30 ~ 40 min。

以上各组处理完成后记录各项观察指标，请将实验结果按表 4-3 记录并写在实验报告中。

表 4-3　兔急性失血性休克的机体变化

	正常	放血后	治疗后
一般情况			
血压			
心率			
呼吸			
尿量			

（3）尿蛋白定性。

取最后收集到的 2 mL 尿液做尿蛋白定性检查。具体方法如下：

以试管夹夹住装有 2 mL 尿液的试管，在酒精灯上加热至沸腾（注意试管口不要对着人，小心加热，切勿让管内加热尿液溢出）。若有混浊，加入 5%醋酸溶液 3 ~ 5 滴，再煮沸。若尿液变清，是尿内无机盐所致；若混浊加重，则表示尿中含有蛋白质，根据混浊程度判定结果。标准如下：

-：表示尿液清晰，不显混浊。

+：表示尿液出现轻度白色混浊（含蛋白质 0.01% ~ 0.05%）。

++：表示尿液稀薄乳样混浊（含蛋白质 0.05% ~ 0.2%）。

+++：表示尿液乳浊或有少量絮片存在（含蛋白质 0.2% ~ 0.5%）。

++++：表示尿液出现絮状混浊（含蛋白质＞0.5%）。

【注意事项】

（1）插管所用的塑料管均应充满肝素，排除气泡，以防止凝血。

（2）插管要仔细，动静脉血管应与插管平行，以免刺破血管。分离动静脉尽可能长、清晰、干净，利于手术操作。

（3）静脉输液速度不能过快，防止心衰。

（4）血压换能器应处于家兔心脏同一水平。

（5）插管后，描记血压前必须进行零点设置（调零）。实验参数调好后，整个实验过程不再变动。

（6）勿将水滴、血滴溅污仪器，若有溅污者，须及时有效地清除。

（7）因观察指标多，实验时应分工合作，责任到人。

【思　考】

（1）急性大量失血是如何引起休克发生的？

（2）为什么输回所失的全部血液后家兔血压仍未能恢复至原来的水平？

（3）在放血后维持血压时，为什么血压会出现明显波动？

（4）在失血性休克抢救中有部分动物死亡或抢救效果较差，为什么？

（5）休克时，血液动力学有何改变？分析引起这些变化的可能机制。

（梁岚　孙妍）

实验九　水肿的形成及利尿药的作用

【课前预习】

（1）组织液的生成及其影响因素。

（2）淋巴液的生成和回流。

（3）水肿产生的原因和机制。

（4）水肿的特点及对机体的影响。

（5）水肿防治的原则。

（6）呋塞米的药理作用、临床应用及不良反应。

【实验目的】

（1）通过阻断下腔静脉回流而复制腹腔积液（腹水）的动物模型。

（2）理解体循环静脉压升高导致水肿发生的机制。

（3）理解利尿药的作用机制、作用强度及临床应用。

【实验原理】

生理情况下，人体的组织间液处于不断的交换与更新之中，组织间液量相对恒定。组织间液量恒定的维持，有赖于血管内外液体交换平衡和体内外液体交换平衡。如果这两种平衡被破坏，就有可能导致组织间隙或体腔中过多体液积聚，则形成临床上所称的水肿。水肿按范围可分为全身水肿、局部水肿（如肺水肿、脑水肿），体腔过多液体积聚称为积液或积水（如心包积液、脑积水、腹腔积液）；也可按病因分为肾性水肿、肝性水肿、心性水肿、营养不良性水肿、淋巴性水肿、炎性水肿等。

水肿的发病机制包括以下两方面：

1. 血管内外液体交换失衡（组织液生成大于回流）

组织液是血浆滤过毛细血管壁形成，其滤过和回流取决于有效滤过压。

有效滤过压=（毛细血管流体静压+组织胶体渗透压）-（血浆胶体渗透压+组织液体静水压）。任何影响有效滤过压发生变化的因素，都可以导致血管内外液体交换的失衡，引起水肿。

影响血管内外液体交换平衡的因素：

（1）毛细血管流体静压增高。

主要原因是静脉压增高。如充血性心力衰竭、肿瘤压迫静脉、动脉充血等均可使静脉压增高，从而使毛细血管流体静压增高，有效滤过压增高，使组织液生成增多。

（2）血浆胶体渗透压降低。

肝病或营养不良、肾病综合征、慢性消耗性疾病等可由于血浆蛋白减少，致血浆胶体渗透压降低，有效滤过压增高而使组织液生成增多。

（3）微血管壁通透性增高。

常见于炎症、缺氧、酸中毒等。由于血浆蛋白浓度远远高于组织间液蛋白浓度，因而微血管壁通透性增高可使血浆蛋白渗入组织间隙，造成血浆胶体渗透压降低和组织胶体渗透压增高，有效滤过压增高而使组织液生成增多。

上述三种因素导致组织间液增多，此时，淋巴回流量可出现代偿性增加，若组织间液的增多超过淋巴回流的代偿能力，即可使组织间隙中出现过多体液积聚，导致水肿。

（4）淋巴回流受阻。

见于丝虫病、肿瘤等。恶性肿瘤、寄生虫病（丝虫病）使淋巴管阻塞，导致淋巴液回流受阻，含蛋白质的淋巴液在组织间隙中积聚导致水肿。

2. 体内外液体交换失衡（水钠潴留）

水钠潴留是全身性水肿的重要发病机制。肾脏是维持体内外水钠平衡的基本脏器，因此，引起水钠潴留的基本机制在于肾的水、钠排泄功能受阻。

（1）肾小球滤过率降低。

如充血性心力衰竭使有效血液循环量减少、肾血流量下降；并继发性引起交感-肾上腺髓质系统兴奋和肾素-血管紧张素系统活性增强，引起入球小动脉收缩，而使肾血流进一步减少，造成肾小球滤过率降低导致水钠潴留。肾脏疾病使肾小球滤过膜的通透性降低和（或）滤过面积减少，均使肾小球滤过率下降而导致水钠潴留。

（2）肾小管重吸收钠、水增多。

① 近曲小管重吸收钠、水增多：如心力衰竭、肾病综合征等疾病出现时引起有效循环血量的减少使肾小球滤过率明显降低，代偿性出球小动脉明显收缩，肾小球滤过分数（*FF*，*FF*=*GFR*/肾血浆流量）增加，使血浆中非胶体成分滤过增多，导致流入肾小管周围毛细血管血流中的血浆胶体渗透压增高，而流体静压下降，由此使近曲小管重吸收钠和水增加；此外心房钠尿肽（ANP）分泌减少，使近曲小管重吸收钠水增多。

② 远曲小管和集合管重吸收钠、水增加：病理情况下，由于直接因素或肾素-血管紧张素-

醛固酮系统激活，可使醛固酮、抗利尿激素分泌增加；或肝细胞灭活醛固酮能力下降，由此使远曲小管、集合管重吸收钠、水增多而导致水肿。

【实验动物】

家兔，体重 2.5 ~ 3.0 kg，雄兔。

【实验器材和药品】

婴儿秤，呼吸机，兔手术台，大止血钳，小止血钳，粗剪刀，哺乳类动物手术器械，玻璃分针，注射器（1 mL，2 mL，10 mL，50 mL），气管插管，静脉插管，动脉夹，尿道插管，输液装置，烧杯，纱布，20%乌拉坦溶液，0.9%氯化钠注射液，1%呋塞米（速尿）溶液，利多卡因溶液。

【实验方法与操作步骤】

1. 仪器准备

将 2 个长橡皮管分别插在呼吸机的两个接口上，打开呼吸机电源，设置呼吸机参数：呼∶吸=2∶1，呼吸频率 25 次/min，潮气量 10 mL/kg。如呼吸机无潮气量显示，潮气量旋钮调节幅度以动物胸腹部有轻度起伏即可。

2. 动物准备

（1）称重、麻醉、固定及气管插管。

取雄兔 1 只，称重后，用 20%乌拉坦溶液按 5 mL/kg 经兔耳缘静脉注入。待兔麻醉后，将兔于仰卧位固定于兔手术台上。剪去颈部手术区域兔毛，做颈部正中切口，钝性分离皮下组织、肌肉及气管，气管插管。

（2）左颈外静脉插管。

沿血管走行方向钝性分离左侧颈外静脉，做左侧颈外静脉插管。松开动脉夹，打开输液装置，以 5 ~ 10 滴/min 的速度输入生理盐水，保持静脉通畅。

（3）尿道插管。

将利多卡因滴 2 ~ 3 滴在兔尿道口上，并在导尿管头端涂上长度约 12 cm 的液体石蜡油。将导尿管从尿道口插入，见尿后再进一点，用胶布固定导尿管，将导尿管尾端放入小烧杯收集尿液。

（4）连接呼吸机。

打开呼吸机的启动开关，呼吸机开始工作，将呼吸机上的 2 个长橡皮管分别与气管插管相连，对兔进行人工通气。

（5）右侧开胸及夹闭下腔静脉。

剪去右侧胸壁被毛，沿胸骨右缘做长度为 6 ~ 7 cm 的纵行切口，钝性分离骨骼肌，暴露第 7 ~ 9 肋骨。用大止血钳靠紧胸骨右缘平行地自 9 ~ 10 肋间隙插入，从 6 ~ 7 肋间隙穿出并夹紧止血钳。再用同法平行夹上另一把大止血钳。用大剪刀从两止血钳间剪断 7 ~ 9 肋骨，打开右侧胸腔，找到下腔静脉。用头部套有胶皮管的止血钳完全夹闭下腔静脉，再用止血钳关闭胸腔。

3. 观察项目与结果记录

（1）快速静脉输入生理盐水。

调节静脉滴注速度至约 120 滴/min，然后记录输液瓶中液面刻度并计时。在液体输入过程中，注意观察家兔腹部有无变化（与夹闭下腔静脉前比较）。当液体输入约 300 mL 时停止输液。至 60 min 时打开腹腔，观察有无腹腔积液（颜色及量），肝、肾外观（体积、颜色、边缘及表面）有无改变，并记录尿量。

（2）分组治疗。

① 开放下腔静脉+1%呋塞米 1 ~ 1.5 mL/kg。

② 开放下腔静脉+不给呋塞米。

③ 不开放下腔静脉+1%呋塞米 1 ~ 1.5 mL/kg。

观察尿量变化及腹部、肝、肾改变情况。请将结果按表 4-4 记录并写在实验报告中。

表 4-4　水肿兔治疗前后的变化

治疗方法：

	治疗前	治疗后
腹水		
肝脏		
肾脏		
尿量		

【注意事项】

（1）开胸前，两把止血钳必须平行夹闭肋骨，否则会发生不必要的肋间血管出血。此外，两把止血钳的间距应尽可能大，若间距过小会影响开胸后的手术视野，不利于找到下腔静脉。

（2）开胸前呼吸机一定要与气管插管相连并启动工作。

（3）实验过程中要防止呼吸机的橡皮管与气管插管脱落，以免动物死亡。

（4）下腔静脉位于右心后面，较粗，深蓝色。寻找下腔静脉需要手术灯光源充分照射手术视野。

（5）输入生理盐水总量有一定的个体差异，一般为 300 ~ 500 mL。

【思　考】

（1）腹水形成的机制是什么？临床可能引起腹水的原因有哪些？

（2）本实验在夹闭下腔静脉后快速输入大量生理盐水的目的是什么？

（3）利尿药在上述情况中的使用结果如何？为什么？

（梁岚　孙妍）

实验十　强心苷对心力衰竭心脏的作用

【课前预习】

（1）心肌细胞的跨膜电位及心肌的生理特性。

（2）心力衰竭的发生机制。
（3）心电图的相关知识。
（4）强心苷的药理作用、临床应用及不良反应。
（5）阿托品、利多卡因对心脏的作用。

【实验目的】

（1）学习复制心衰模型的方法。
（2）掌握心衰模型的制备原理，观察心力衰竭时心脏功能及血流动力学的改变。
（3）观察强心苷对心力衰竭心脏的作用及不良反应。
（4）学习左心室收缩压（LVSP）、左心室舒张最低压（LVDP）、左心室舒张末压（LVEDP）的测定方法及意义。

【实验原理】

心力衰竭是由各种病因作用引起的心肌收缩力降低，心排出量减少的一种临床综合征。其典型心脏及血流动力学特点是心排血量减少、舒张末期压力增高、心肌舒缩性能异常、动脉血压下降和静脉血压增高。

兴奋-收缩偶联障碍（Ca^{2+}运转失常）是心力衰竭发生基本机制中的重要环节。戊巴比妥钠通过抑制心肌细胞肌浆网对 Ca^{2+}的摄取，并增加肌浆网的磷酸酯与 Ca^{2+}的结合，由此降低 Ca^{2+}的储存并随之使可利用的 Ca^{2+}量减少而抑制细胞膜除极，故可产生负性肌力作用而导致心力衰竭。

强心苷通过抑制心肌细胞膜 Na^{+}-K^{+}-ATP 酶，提高细胞内 Ca^{2+}浓度，由此发挥正性肌力作用而有效治疗心力衰竭。由于强心苷的安全范围较小，且个体对强心苷敏感性不同，因而易发生中毒，出现各种心律失常。对于强心苷中毒的治疗主要根据症状选择使用不同药物。对快速型心律失常可用钾盐静脉滴注，因细胞外 K^{+}可阻止强心苷与 Na^{+}-K^{+}-ATP 酶的结合，缓解中毒症状。对室性期前收缩可用苯妥英钠或利多卡因治疗。如出现缓慢型心律失常，可用阿托品对抗。

【实验动物】

家兔一只（体重在 3 kg 以上）。

【实验器材和药品】

BL-420N 生物信号采集与分析系统，计算机，哺乳类动物手术器械，玻璃分针，注射器（1 mL，2 mL，50 mL），人工呼吸机，颈静脉插管，压力换能器，左心室插管，输液装置，3%戊巴比妥钠，20%乌拉坦（氨基甲酸乙酯），0.125 mg/mL 毒毛花苷 K 注射液，1%肝素，0.9%氯化钠注射液，0.2%阿托品溶液，0.4%利多卡因溶液。

【实验方法与操作步骤】

1. 仪器准备

（1）将心电图Ⅱ导联线插入 BL-420N 生物信号采集与分析系统的 CH1 通道，将压力换能器插入 BL-420N 生物信号采集与分析系统的 CH2 通道，打开 BL-420N 生物信号采集与分析系统和计算机。

（2）计算机桌面启动 BL-420N 生物机能实验系统软件，选择软件主界面的菜单栏“实验模块”，在下拉菜单中选择“循环”中“血流动力学”项。选定后监视即开始。记录前根据实验要求适当调整各项参数。

（3）将 2 个长橡皮管分别插在呼吸机的两个接口上，打开呼吸机电源，设置呼吸机参数：呼：吸=1.25：1（或 5：4），呼吸频率 30～40 次/min，潮气量 10 mL/kg。如呼吸机无潮气量显示，潮气量旋钮调节幅度以动物胸腹部有轻度起伏即可。

2. 动物准备

（1）称重、麻醉、固定及气管插管。

取兔 1 只，称重后，用 20%乌拉坦溶液按 5 mL/kg 经兔耳缘静脉注入。待兔麻醉后，将兔于仰卧位固定于兔手术台上。剪去颈部手术区域兔毛，做颈部正中切口，钝性分离皮下组织、肌肉及气管，气管插管。

（2）左颈外静脉插管。

沿血管走行方向钝性分离右侧颈外静脉，做左侧颈外静脉插管。松开动脉夹，打开输液装置，以 15 滴/min 的速度输入生理盐水，保持静脉通畅。

（3）分离右侧颈总动脉及左心室插管。

分离右侧颈总动脉，穿两根线备用。右侧颈总动脉远心端结扎，近心端用带有胶管的动脉夹夹闭。用眼科剪在靠近远心端结扎处的动脉上做一“V”形切口，插入已准备好的心室插管（心室插管头端约 12 cm 抹上液体石蜡油，并连接好压力换能器，充满肝素，排尽空气。连接方法同动脉插管），插入动脉后，用左手拇指及示指将血管及插管握紧，松开动脉夹，插入 3～4 cm 后，引导出血压信号（血压波形在计算机显示屏 2 通道界面显示。如确定插管进入血管，此时计算机上无血压信号，请调节计算机参数：将鼠标移动到 2 通道界面，单击鼠标左键，上或下滚动鼠标滑轮；或将鼠标移动到 2 通道界面的纵坐标上，单击鼠标左键，上或下滚动鼠标滑轮）。在计算机显示屏上看到血压波形后，继续顺应血管走行方向插入插管，一边徐徐插入，一边观察计算机显示屏上的图形变化情况，直至动脉血压波形变成左心室压力波形（图 4-17），表示已进入左心室，稍稍前进一点稳定波形后固定插管（固定方法同动脉插管）。

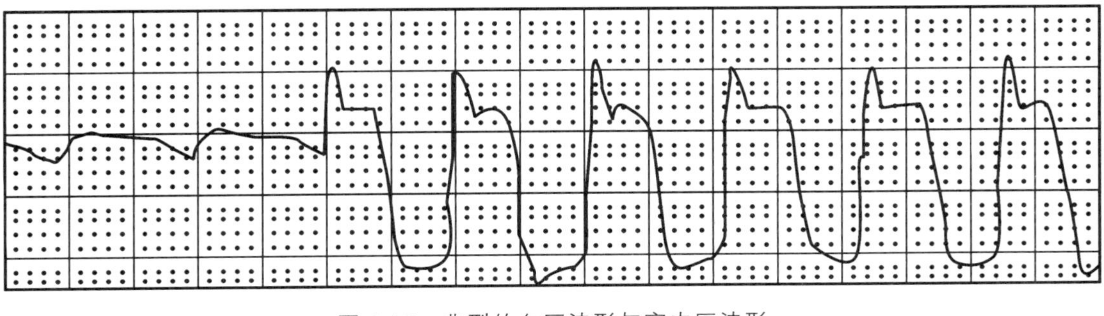

图 4-17　典型的血压波形与室内压波形

图中前面为血压波，后面为左心室内压波。一旦插管进入左心室，波形有突然变化，据此波形可判断是否插管进入左心室。

（4）连接心电图。

将银针分别插入兔的右前肢、右后肢及左后肢近心端内侧皮下（前肢银针插入肘部皮下，后肢银针插入膝关节上部皮下），引导电极上的白色鳄鱼夹夹在右前肢银针上，黑色鳄鱼夹夹在右后肢银针上，红色鳄鱼夹夹在左后肢银针上（图 4-18）。记录和观察Ⅱ导联心电图（计算机显示屏 1 通道界面显示）。

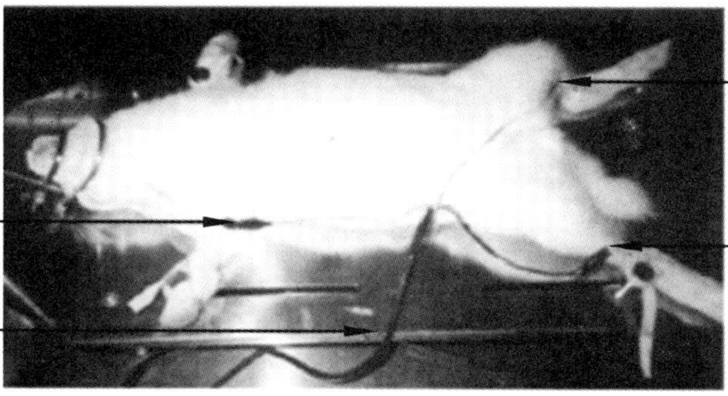

图 4-18　引导兔标准Ⅱ导联心电图的电极联接方法

3. 观察项目与结果记录

（1）记录观察指标的正常数据。

左心室收缩压（LVSP），左心室舒张最低压（LVDP），左心室舒张末压（LVEDP），$\pm dp/dt_{max}$（左室内压最大变化速率）、心率（HR）及心电图。

（2）制备急性心力衰竭模型。

打开呼吸机的启动开关，呼吸机开始工作，将呼吸机上的 2 个长橡皮管分别与气管插管相连，对兔进行人工通气。从颈静脉插管处以 0.5 mL/min 的速度推入 3%戊巴比妥钠溶液，当 LVSP 下降至给药前的 50%～60%时即造模成功，此时停止推注，稳定 10 min，再次记录上述各项指标。

（3）观察强心苷的强心作用。

以 0.3 mL/min 的速度静脉滴注 0.125 mg/mL 毒毛花苷 K。每 5 min 记录一次上述指标，观察强心苷加强心肌收缩力而对抗心力衰竭的治疗作用。直至心电图出现心律失常（中毒）。

（4）治疗强心苷所致的心律失常。

如出现缓慢型心律失常如心动过缓时，可推注 0.2%阿托品 1 mL/kg，然后记录用药后心电图变化。如出现快速性心律失常，则静脉注射 0.4%利多卡因溶液 3 mL/kg，记录用药后心电图变化。

（5）整理分析结果。

按表 4-5 记录各指标的观察数据，并对结果进行分析。

【注意事项】

（1）在进行左心室插管时，若遇到阻力，不可强行插入，应仔细观察导管是否在血管管腔中，若在血管管腔中可以退回少许，改变方向后继续操作；若不在血管管腔内，则要退出重新插管。

表 4-5 药物对心功能的影响

给药情况	LVSP (kPa)	LVDP (kPa)	LVEDP (kPa)	HR (bpm)	$+dp/dt_{max}$ (kPa/s)	$-dp/dt_{max}$ (kPa/s)
给药前						
戊巴比妥钠						
毒 K						
利多卡因						
阿托品						

（2）推入戊巴比妥钠溶液前一定要开启呼吸机，进行人工通气，否则易造成动物呼吸抑制而死亡。推入戊巴比妥钠溶液时要密切观察 LVSP 的变化，下降幅度不能超过 50%，否则易引起动物死亡。

（3）引起心衰的戊巴比妥钠用量个体差异较大，应灵活掌握。

【思　考】

（1）家兔急性心力衰竭治疗前后，观察指标中有哪些变化？

（2）强心苷对心肌有哪些作用？其作用机制是什么？

（3）强心苷中毒的心电图表现如何？

（4）利多卡因抢救的机制是什么？

（梁岚　孙妍）

实验十一　传出神经系统药物对离体肠肌的作用

【课前预习】

（1）消化道平滑肌的生理特性。

（2）消化道的神经支配。

（3）肾上腺素、乙酰胆碱、阿托品对胃肠平滑肌的作用。

【实验目的】

（1）学习离体肠平滑肌的实验方法。

（2）观察消化道平滑肌活动的一般生理特性及某些因素对其活动的影响。

【实验原理】

消化道平滑肌具有自动节律性，富有伸展性，对机械牵张、温度变化和化学刺激敏感。离体肠平滑肌置于适宜的液体中，仍能进行节律性活动，并对温度、pH 等环境变化表现出不同的反应。

胃肠平滑肌接受交感神经和副交感神经的双重支配。当交感神经兴奋时，其末梢释放的递质去甲肾上腺素或体液中的肾上腺素，作用于消化道平滑肌细胞膜上的 α、β 受体，从而使平滑肌运动减慢、减弱。当迷走神经兴奋时，末梢释放的递质乙酰胆碱，作用于消化道平滑肌细胞膜上的 M 受体，从而使平滑肌运动加快、加强。

乙酰胆碱等拟胆碱药可兴奋 M 受体，引起消化道平滑肌收缩，张力增强，收缩幅度加大；M 受体阻断药可拮抗 M 受体激动药收缩消化道平滑肌的作用；拟肾上腺素药则可激动 α、β 受体，引起消化道平滑肌舒张，张力下降。

【实验动物】

家兔一只，体重 2.5 ~ 3.0 kg，雌雄不限。

【实验器材和药品】

BL-420N 生物信号采集与分析系统，计算机，恒温平滑肌槽，哺乳类动物手术器械，张力换能器，注射器，烧杯，滴管，木槌，台氏溶液，1 mol/L NaOH 溶液，1 mol/L HCl 溶液，0.05%乙酰胆碱溶液，0.05%阿托品溶液，0.05%肾上腺素溶液，无钙台氏溶液。

【实验方法与操作步骤】

1. 仪器准备

（1）先将恒温平滑肌槽排水阀门调节至“关”档，再在水浴池内放入自来水至 9 分满，预热管、实验管及储液管中分别放入台氏溶液至 9 分满。打开电源开关，按“启/停”按钮，仪器开始加热。按设定温度下的“+”或“-”按钮，调节设定温度到 38 °C。等到当前温度为 38 °C 时开始动物手术。

（2）将张力换能器输出线插入 BL-420N 生物信号采集与分析系统的 CH1 通道，打开 BL-420N 生物信号采集与分析系统和计算机。

（3）计算机桌面启动 BL-420N 系统软件，选择软件主界面的菜单栏“实验模块”，在下拉菜单中选择“消化”中“消化道平滑肌的生理特性”项。选定后监视即开始。

2. 标本制备

取禁食 24 h 的家兔一只，用木槌击兔头枕部使其昏迷后，剖开腹腔，在胃和十二指肠交界处用线结扎，将与肠管相连的肠系膜沿肠缘剪去。依次向下端取出一段长度为 2 ~ 3 cm 的小肠（多取 2 段肠管放入 38 °C 台氏溶液中备用）。取之前将拟取下的肠段的两端分别用线做双结扎，然后用剪刀在双结扎线中间剪断肠段。迅速将小肠一端结扎线系在标本固定柱的小钩上，并将标本固定柱连同肠肌放入已盛台氏液的实验管中，小肠另一端的结扎线系于压力换能器的小孔上，将压力换能器固定在支架杆上，调节压力换能器高度，使肠肌和线处于垂直悬空状态，松紧适宜，肠肌运动状态能在电脑显示屏中显示。标本固定柱上通气管插入调气旋钮侧面的通气口上，旋转调气旋钮，使空气缓缓放出，实验管中的气泡 1 ~ 2 个/s 即可。

3. 观察项目与结果记录

（1）记录正常小肠运动曲线。

待离体肠肌稳定 10 ~ 30 min 后，记录一段正常的收缩曲线，观察离体肠肌收缩曲线的节律、频率、波形和幅度。注意：收缩曲线的基线升高，表示小肠平滑肌紧张性升高；收缩曲线下降，表示紧张性降低。

（2）温度的作用。

将实验管中台氏液温度逐渐降低至 25 °C，记录肠段活动情况。

（3）1 mol/L HCl 溶液的作用。

将台氏液温度回升并稳定于 38 °C，10 min 后用滴管向实验管内加 1 mol/L HCl 溶液 2 滴，记录肠段活动情况。观察到明显效应后，用台氏溶液反复冲洗标本 3 次（按下“排液”按钮，当实验管内液体完全排出至废液盒中时，再按下“排液”按钮，系统停止排液；再按下“移液”按钮不放，将预热管内台氏液移动至实验管内，当台氏液加至 20 mL 时松开“移液”按钮，系统停止移动液体。反复如上操作 3 次），待肠肌活动恢复到给药前水平后进行下一步实验。

（4）1 mol/L NaOH 溶液的作用。

用滴管向实验管内加 1 mol/L NaOH 溶液 2 滴，记录肠段活动情况。观察到明显效应后，用台氏溶液反复冲洗标本 3 次，待肠肌活动恢复到给药前水平后进行下一步实验。

（5）肾上腺素的作用。

用注射器向实验管内加 0.01%肾上腺素溶液 0.1 mL，记录肠段活动情况。观察到明显效应后，用台氏溶液反复冲洗标本 3 次，待肠肌活动恢复到给药前水平后进行下一步实验。

（6）乙酰胆碱的作用。

用注射器向实验管内加 0.05%乙酰胆碱溶液 0.1mL，记录肠段活动情况。观察到明显效应后，用台氏溶液反复冲洗标本 3 次，待肠肌活动恢复到给药前水平后进行下一步实验。

（7）阿托品的作用。

用注射器向实验管内加 0.05%阿托品溶液 0.1 mL，记录肠段活动情况。观察到明显效应后，用台氏溶液反复冲洗标本 3 次，待肠肌活动恢复到给药前水平后进行下一步实验。

（8）阿托品和乙酰胆碱的拮抗作用。

用注射器向实验管内加 0.05%阿托品溶液 0.1 mL，记录肠段活动情况。2 min 后，再加入 0.05%乙酰胆碱溶液 0.1 mL，记录肠段活动情况。观察到明显效应后，用台氏溶液反复冲洗标本 3 次，待肠肌活动恢复到给药前水平后进行下一步实验。

（9）无钙台氏溶液的作用。

用 38 °C 无钙台氏溶液反复冲洗标本 3 次，实验管内装入 38 °C 无钙台氏溶液，记录肠段活动情况。观察到明显效应后，向实验管内加 0.05%乙酰胆碱溶液 0.1 mL，记录肠段活动情况。如无反应，1 min 后，用正常含钙台氏溶液冲洗标本 3 次，记录肠段活动情况，观察自发性收缩是否恢复。2 min 后，再向实验管内加 0.05%乙酰胆碱溶液 0.1 mL，记录肠段活动情况，观察肠段在正常含钙台氏溶液中对乙酰胆碱的反应能否恢复。

将上述观察到的实验结果打印输出或描画于实验报告上，并分析原因。

【注意事项】

（1）制备肠标本时，动作宜轻柔，勿用手捏，以免损伤肠壁。标本不宜在空气中暴露过久，以免影响数据的准确性。

（2）恒温水浴一定要保持在（38±0.5）°C，并注意要恒速和不间断供氧。供氧时气量要适中，气泡要缓慢、成串、单个为好。气泡过多肠管受冲击，收缩曲线不稳定。

（3）给药时将药液直接加入台氏液，不要碰线，也不要碰壁。

（4）注意控制温度。加药前，要先准备好更换用的新鲜 38 °C 台氏液，每个实验项目结束后，应立即用 38 °C 台氏液冲洗，待肠段活动恢复正常后，再进行下一个实验项目。

（5）实验过程中各仪器参数一经确定，勿随意调动，以免影响数据的准确性。

（6）实验项目中所列举的药物剂量为参考剂量，若效果不明显，可以增补剂量，但要防止一次性加药过量。

（7）实验结束后，恒温平滑肌实验系统中所有液体排尽，用自来水反复清洗水浴池、预热管、实验管及储液管，并擦干存放。

【思　考】

（1）通过本次实验，你认为胃肠道平滑肌有哪些生理特性？它与骨骼肌、心肌的生理特性有何异同？各有何生理意义？

（2）胃肠道痉挛引起的腹痛可用什么药物治疗？

（梁岚　孙妍）

PART FIVE

第五章 人体机能实验

实验一　人体血压与心音听诊

【课前预习】

复习人体血压及心音听诊等方面的理论知识。

【实验目的】

本实验旨在通过测量人体肱动脉血压、体表心音听诊来熟悉血压计、听诊器的正确使用，掌握动脉血压的形成过程、影响因素、临床意义及心音形成机制。

【实验原理】

血液在血管内流动对单位面积血管壁产生的侧压力称为血压。血压通常分为动脉血压、毛细血管血压和静脉血压。动脉血压较高，尤其是从左心室射出的血液，在主动脉弓处形成的侧压力是全身血压最高的，临床上所说的血压即指此处的血压。血液经主动脉弓参与体循环，经分配血管（中动脉）进入全身除肺以外的组织器官后，压力有所降低，经过阻力血管（小动脉和微动脉）后压力明显下降，进入交换血管（毛细血管）完成物质交换，再经各类静脉回到右心房，压力降到最低。动脉血压易受各种因素影响，并随心脏周期性活动呈周期性起伏变化。心室收缩射血时，主动脉血压升高，达到的最高值称为收缩压；心室舒张后因主动脉瓣关闭，主动脉弓处的血液在仍然较高的压力作用下流向动脉远心端，该处血压将随之下降，直到左心室下次射血之前，主动脉血压降到的最低值称为舒张压。实际上主动脉血压正是随左心室周期性活动过程，连续在收缩压与舒张压之间变化的。医学上将收缩压与舒张压之差称为脉压差或脉压，将一个心动周期过程中每一瞬时血压的平均值称为平均动脉压。可见动脉血压并非仅有收缩压、舒张压两个参数。

动脉血压形成的基本前提是心血管系统必须有适量的血液充盈，此外其形成还取决于两个重要因素，即心室射血和外周阻力。心室周期性的射血保证了血液始终向前的动力，外周阻力不断阻止血液向前流动，于是形成了血液对血管壁的侧压力即血压。影响血压的主要因素有以下五个方面：① 搏出量。心室每次收缩射出的血量越多，收缩压则升得越高，搏出量的多少决定了收缩压的高低，搏出量主要影响收缩压，而对舒张压影响较小。② 心率。心率加快时，心动周期将缩短，且以心舒期缩短更为明显，则舒张期大动脉处血液流向外周的量明显减少，该处的压力并未降到正常的舒张压数值，又随心室的下一次收缩射血开始升高，故舒张压较正常心率时要高，可见心率主要影响舒张压，而对收缩压影响较小。③ 外周阻力。外周阻力增大时，心舒期血液外流的速度减慢，故舒张压升高，而收缩期因为动脉处血液受心室射血推动流速加快，收缩压虽有升高但不如舒张压升高明显，可见外周阻力主要影响舒张压，舒张压的高低反映了外周阻力的大小。④ 主动脉和大动脉的弹性储器作用。血管弹性越好对血压的缓冲能力越强，年轻人的血压常常不如老年人高，脉压也较小；老年人常由于大的动脉胶原纤维增多，弹性下降，且伴有小动脉硬化，管腔狭窄，外周阻力增加，因而收缩压与舒张压均升高，出现持续高血压。⑤ 循环血量与血管容量匹配情况。生理状态下，此二者相互适应，血压得以稳定。大失血、临床治疗过程中过量使用降压药或扩张血管药物时，动脉血压将下降。

血压是“四大生命体征”中最不易获得的指标。血压不仅存在个体、性别和年龄差异，同一个体也存在昼夜波动，一般凌晨 2 时 ~ 3 时最低，上午 6 时 ~ 10 时出现一次高峰，然后开始缓慢下降，到下午 4 时 ~ 8 时又出现一次高峰，之后又呈缓慢下降趋势。安静状态下，我国健康青年人的收缩压为 100 ~ 120 mmHg，舒张压为 60 ~ 80 mmHg，脉压为 30 ~ 40 mmHg，平均动脉压约为 100 mmHg。

血压测量方法有直接法和间接法两种，人体动脉血压测量一般采用间接法。间接法测量血压所用血压计目前主要有三类：水银柱式、气压式、电子血压计。传统水银柱式血压计测量结果准确度高，目前临床上仍广泛使用。测量时给缚于上臂的袖带里的橡胶袋内充气，袋内气压及压力变化可通过水银刻度指示，随着袋内气压降低，水银柱开始下降。当袋内压力高于收缩压时，袖带已将肱动脉血流完全阻断，无血流通过肘关节处肱动脉，用听诊器在袖带下方听不到任何声音；当袋内气压降到略低于收缩压的瞬间，血液开始间断通过被压的肱动脉，形成湍流撞击血管壁，能在听诊部位听到有节律的声音，出现的第一声所对应水银柱刻度数值即为收缩压；当袋内气压降至略低于舒张压时，血液转变为连续通过肱动脉形成规则流动，听诊器听到的节律声音也突然消失或突然减弱，所对应水银柱刻度数值即为舒张压。

心动周期中心肌收缩、瓣膜开闭、血液流速、方向改变，血流撞击等引起机械振动，形成声音，通过心脏周围组织的传导，用听诊器在胸壁上可以听到，称为心音。用听诊器一般只能听到第一心音和第二心音，部分健康儿童和青年人可听到第三心音，第四心音通常不能听到。第一心音发生在心缩期，主要由心室肌收缩、房室瓣关闭以及心室射血撞击动脉壁引起振动而形成。第一心音的特点是音调较低、持续时间较长，约 0.12 ~ 0.14 s，第一心音是心室收缩开始的标志。第二心音发生在心舒期，是心室开始舒张时，由于动脉瓣关闭、血液返回撞击动脉根部引起振动而形成，它主要与动脉瓣关闭有关。其特点是音调较高、持续时间较短，约 0.08 ~ 0.10 s。第二心音是心室舒张开始的标志。第三心音发生在快速充盈期末，第四心音是心房收缩血液注入心室引起振动而形成的，故又称为心房音。

【实验对象】

正常成人。

【实验器材和药品】

水银柱血压计，听诊器。

【实验方法与操作步骤】

1. 准备

让被测者自然放松，保持平静，于测试者对面侧向入座，将被测者一侧上肢外展平放于桌面，掌心向上。测试者打开血压计水银柱开关，观察水银柱液面是否恒定于“0 刻度”，检查血压计其他部件和听诊器是否完好可用。

2. 缚袖带

给被测者卷袖暴露上臂，将血压计袖带缚于其上臂，要求袖带内橡胶袋两通气管脚朝下行经肘窝两侧，袖带下缘位于肘窝上方 2 ~ 3 cm，松紧度以袖带内能伸进 1 ~ 2 指为宜，水银柱距观测者尽量远一点。调整被测者姿势，让袖带中部最高点与主动脉弓（平胸骨角）保持同一水平位置。

3. 定　位

一手轻握被测者腕关节处，拇指触摸桡动脉感受其搏动，另一手用示指、中指和环指于肘窝处触摸肱动脉感受其搏动，确定搏动最明显处为听诊部位。

4. 测　量

戴上听诊器，一手将听诊头恒定按压于听诊部位，保证感应膜与皮肤紧密接触，也不可用力过大。另一手手掌、中指、环指和小指握住血压计橡皮球，拇指与示指拧紧放气阀门，加压橡皮球向袖带里的橡胶袋内充气，可见水银柱开始上升，同时开始听诊，至听不到肱动脉搏动声音后继续充气使水银柱再升高 20 ~ 30 mmHg（临床实践中也常常直接充气加压，使水银柱上升到 140 ~ 160 mmHg 左右或更高一些），待水银柱稳定后缓慢旋开放气阀门，水银柱开始下降，保持下降速度在 2 ~ 3 mmHg/s 左右。仔细观察水银柱下降刻度并认真听诊，当听到第一声响时默记所对应水银柱刻度（即收缩压）；随后声音持续规律出现，当声音突然消失或突然减弱时默记所对应水银柱刻度（即舒张压）；完全拧开放气阀使水银柱迅速下降到 0 刻度，同法再测量一次，取两次测量结果平均值记录为：收缩压/舒张压（mmHg）。

5. 心音听诊（图 5-1）

二尖瓣听诊区：在第五肋间锁骨中线稍内侧（心尖部）。三尖瓣听诊区：胸骨右缘第四肋间或胸骨剑突下。主动脉瓣听诊区：胸骨右缘第二肋间。胸骨左缘第三肋间为主动脉瓣第二听诊区（又称第五点），主动脉瓣关闭不全时可在该处听到杂音。 肺动脉瓣听诊区：胸骨左缘第二肋间。

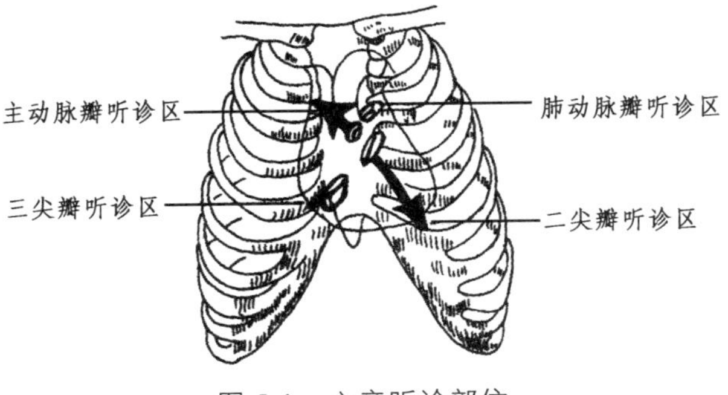

图 5-1　心音听诊部位

【注意事项】

（1）被测者需克服紧张情绪，保持轻松心态。测量前需平静休息 5 ~ 10 min，运动过后或情绪波动者需休息更长时间。进行连续监测的需要定时测量。

（2）使用的血压计必须是经过校正准确的，使用过后一定要及时关闭水银槽开关。应特别强调的是必须将血压计水银柱向右侧倾斜至少 45°，轻拍水银柱几下，确认水银全部流入水银槽后再关闭。

（3）要准确测量血压，规范操作尤为重要，血压测量方法需要反复练习才能全面掌握和减少误差。误差产生的原因主要有以下几方面：① 运动过后或情绪紧张、激动时测量。② 姿势不正确，如肩关节处血流不畅，袖带中部最高点未能与主动脉弓保持同一水平，肘关节弯曲，寒冷天气时被测者衣袖未上卷到位或上卷后太紧等。③ 操作不规范，如听诊头按压过紧或过松，听诊头直接插入袖带内，袖带两通气管缠绕产生摩擦声音，放气阀打开过大或过小，观察角度太大读数不准确等。④ 环境嘈杂、听力不好等。⑤ 若测量的血压超过正常范围时，应让被测者再休息 10 min 后复测，休息期间，需将袖带解下。

【思　考】

（1）血压是怎样形成的？血压受哪些因素影响？

（2）测量血压应注意哪些问题？如何避免测量误差？

（田茂友　李晓凯）

实验二　人体 ABO 血型测定

【课前预习】

（1）血型的分类、临床意义等相关知识；

（2）ABO 血型测定方法。

【实验目的】

学习 ABO 血型鉴定方法，观察红细胞凝集现象。

【实验原理】

血型鉴定是将受试者红细胞加入标准 A 型血清（含足量的抗 B 凝集素）与标准 B 型血清（含足量的抗 A 凝集素）中，观察有无凝集现象，从而测知受试者红细胞上有无凝集原 A 或 B，根据红细胞上所含凝集原种类可将血型分为 A、B、AB、O 四种基本血型（图 5-2）。

【实验对象】

正常成人。

【实验器材和药品】

双凹载玻片，A 型和 B 型标准血清，小试管，滴管，采血针，玻棒，生理盐水，75%酒精，碘酒，棉球，显微镜，消毒注射器及针头。

【实验方法与操作步骤】

（1）将双凹玻片用笔标明 A 与 B，并分别滴入 A 与 B 标准血清 1 滴。

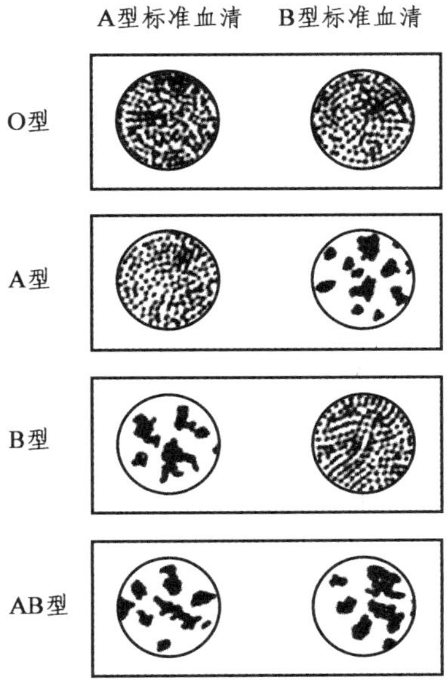

图 5-2　ABO 血型检查结果判断

（2）用 75%酒精棉球消毒耳垂或指端，以消毒采血针刺破皮肤，用玻棒取血 1 滴滴于 A 端，再用另一端取血 1 滴滴于 B 端，分别与血清混匀，静置 5 min 后用肉眼观察有无凝聚现象。如不易分辨者用低倍显微镜观察。

【注意事项】

（1）检查诊断血清是否有效。

（2）末梢采血注意无菌操作。

（3）所有器材保持干燥，防止溶血及血液凝固。

【思　考】

ABO 血型鉴定有哪些方法？如何避免误差？

（田茂友　李晓凯）

实验三　红细胞渗透脆性实验

【课前预习】

（1）测定红细胞渗透脆性的方法，衡量红细胞渗透脆性、渗透抵抗力的指标；

（2）等渗溶液与等张溶液的区别。

【实验目的】

观察不同渗透压对红细胞形态的影响，从而了解红细胞对低渗溶液具有一定的抵抗力。

【实验原理】

将血液滴入不同浓度的低渗盐溶液，可以检查红细胞膜对于低渗透压的抵抗力有多大。开始出现溶血现象的低渗盐溶液浓度，为该血液红细胞的最小抵抗力（正常为 0.40% ~ 0.45% NaCl 溶液）；出现完全溶血现象时的低渗盐溶液浓度，为该血液红细胞的最大抵抗力（正常为 0.30% ~ 0.35% NaCl 溶液）。对低渗溶盐的抵抗力小表示红细胞的脆性高，反之表示脆性低，前者代表红细胞的最大脆性，后者代表红细胞的最小脆性。

【实验对象】

正常成人或动物。

【实验器材和药品】

正常人或动物的抗凝血，试管架，小试管 10 支，2 mL 注射器 1 个，8 号注射针头，1%NaCl 溶液，蒸馏水，2 mL 吸管 2 支，75%酒精，4%碘酒。

【实验方法与操作步骤】

（1）取小试管 10 支，编号，依次放在试管架上。

（2）按表 5-1 取不同量的 1%NaCl 溶液放入各试管中，然后加蒸馏水补足到 2 mL，则得到第 3 排所示的各种不同浓度的 NaCl 溶液。

表 5-1　红细胞渗透脆性实验

试液	试管									
	1	2	3	4	5	6	7	8	9	10
1%NaCl/mL	1.40	1.30	1.20	1.10	1.00	0.90	0.80	0.70	0.60	0.50
蒸馏水/mL	0.60	0.70	0.80	0.90	1.00	1.10	1.20	1.30	1.40	1.50
NaCl 浓度/%	0.70	0.65	0.60	0.55	0.50	0.45	0.40	0.35	0.30	0.25

（3）取抗凝血，在各试管中加 1 滴，摇匀，静置 0.5 h 后观察。所出现的现象可分为下列三种：小试管内液体下层为混浊红色，上层为无色或极淡红色的液体，说明红细胞没有溶解；小试管内液体下层为混浊红色，而上层出现透明红色，表示部分红细胞被破坏和溶解，称为不完全溶血，开始出现部分溶血的盐溶液浓度，即为红细胞的最小抵抗力；小试管内液体完全变成透明红色，说明红细胞完全溶解，称为完全溶血，引起红细胞最先完全溶解的盐溶液的浓度，即为红细胞的最大抵抗力。

【注意事项】

保持所用器材干燥，防止溶血。

【思　考】

（1）有哪些因素可影响红细胞脆性试验的准确性？

（2）有哪些因素可影响红细胞的渗透脆性？

（田茂友　李晓凯）

实验四　人体肺功能测定

【课前预习】

（1）呼吸过程、肺通气动力与阻力、呼吸气体的交换和运输；

（2）肺容量、肺通气量等的概念、正常值及测定方法。

【实验目的】

了解肺容量和肺通气量的测定方法及正常值。

【实验原理】

本实验所用装置为浮筒式肺量计。测量时，受试者呼出气进入肺量计，吸入气来自肺量计，浮筒随气流出入上下移动，并通过滑轮带动描笔移动，从而在转动的记纹鼓上描记呼吸曲线，根据该呼吸曲线可计算受试者的肺容量和肺通气量。

【实验对象】

正常成人。

【实验器材和药品】

肺量计，橡皮吹嘴，鼻夹，75%酒精，棉球，无齿摄，弯盘，钠石灰，记录纸（测肺功能专用）。

【实验方法与操作步骤】

1. 准　备

（1）安装肺量计将钠石灰（约 500 g）放入肺量计中央贮槽内，罩上浮筒，接好滑轮和描笔，装上记录纸、螺纹管、三通活门及消毒过的吹嘴。向肺量计内加水至水位标志线。

（2）调节零位（基线）打开放气阀及三通活门，使浮筒与大气相通，向上提（或向下按压）浮筒，使筒内充气（或排气），一般以描笔移至 5 或 6 刻度处为基线位置，基线调好后应关闭放气阀和三通活门。

（3）接通电源。

2. 观察项目

（1）潮气量、补吸气量、补呼气量和肺活量。受试者衔好吹嘴和夹上鼻夹，正常呼吸几次，待适应后，旋三通活门使受试者呼吸道经口与浮筒相通，与此同时，将鼓速开关旋至刻度“3”处（此时走纸速度为 30 s/格）描记 3～5 次平静呼吸曲线，用以计算潮气量的平均值。首先让受试者在一次平和吸气之末继续做一次最大限度的吸气；然后让受试者在一次平和呼气之末继续做一次最大限度呼气；最后让受试者尽最大力深吸气后，再尽最大力深呼气。关上鼓速开关和三通活门，取下吹嘴和鼻夹。该呼吸曲线用以测量受试者的补吸气量、补呼气量和肺活量。

（2）最大通气量。打开放气阀和三通活门，放尽浮筒内气体，充以新鲜空气。调整描笔至基线位置，然后关闭放气阀和三通活门。让受试者衔好吹嘴和夹上鼻夹，自由呼吸数次，旋三通活门使呼吸道通向浮筒，与此同时，将鼓速开关旋至刻度“2”处（此时走纸速度为 15 s/格），让受试者以最深、最快的速度呼吸 15 s，关上鼓速开关和三通活门，取下吹嘴和鼻夹从记录纸上呼吸曲线算出 15 s 通气量总量，再乘以 4 即得每分钟最大通气量。

（3）时间肺活量。打开放气阀和三通活门，放尽浮筒内气体。调整描笔至基线位置，然后关闭放气阀和三通活门，让受试者衔好吹嘴，夹上鼻夹，旋三通活门使呼吸道通向浮筒，与此同时，将鼓速开关旋至刻度“3”处，先记录受试者 3～4 次平静呼吸，再让其尽最大力深吸气，然后屏住气，检测者迅速将鼓速开关旋至刻度“1”处（此时走纸速度为 1 s/格），并让其以最快速度深呼气直至不能再呼为止。关上鼓速开关和三通活门，取下吹嘴和鼻夹。从呼吸曲线上读出第一、二、三秒末的呼出气量，算出它们在肺活量中所占的百分比。我国居民的正常时间肺活量为第一秒末呼出 83%；第二秒末呼出 96%；第三秒末呼出 99%。

【注意事项】

（1）本实验室在测试中用空气来充装肺量计，在调整基线时不仅应将浮筒的放气阀打开，而且应将三通活门旋至适当位置，打开浮筒与大气的另一通道，才能使气流顺利出入，否则会因气流出入阻力太大致使浮筒不易上下移动。如果在测试中氧气充装肺量计，调整基线时则应关闭三通活门，只打开放气阀，以防止氧气从三通活门处漏掉。

（2）测定前把方法向受试者讲清楚，练习两次，待受试者适应后再进行描记。

（3）受试者不能看着描笔进行呼吸，只能按检查要求进行测试。

【思　考】

（1）测定时间肺活量有何意义？

（2）浮筒内充氧气或不充氧气对测定结果有无影响？

（田茂友　李晓凯）

PART SIX

第六章 机能学设计性实验

机能学设计性实验又称探索性实验，系指采用科学的逻辑思维配合实验方法和技术，对拟定研究的目的（或问题）进行的一种有明确目的的探索性研究。实验设计是机能学实验中最具创造性和医学生创新思维培养的重要组成部分，可以让学生通过自主设计实验，了解生物实验学的基本过程，使学生具有初步的实验研究能力。自主设计实验对学生理解和应用课堂讲授的知识原理、探讨和开创新的医学理论具有极其重要的促进作用。通过自主设计实验的科学锻炼，是为医学生打破心中的“科研围城”和快速提升自我解决问题能力的最好方法之一。

总的来说，实验研究的基本程序包括立题、设计、预试验和正式实验，实验资料的收集、整理和统计分析，总结和完成论文（不管在本科阶段、研究生阶段抑或在今后独立从事科学研究时，都要遵循这些基本程序）。“凡事预则立，不预则废。”实验研究中的设计部分是整个研究工作的核心，一个科学完整的设计实验方案将明确提出科学研究的目标、关键性问题，为整个课题提供坚实的理论基础，为研究工作指引方向；同时合理的实验设计还包括解决这些问题的具体办法，通过分解落实设计项目来保障研究项目的顺利进行。

第一节　研究课题的确定

与基础性、综合性实验不同的是，设计性实验是借助前人工作与经验的基础上，通过对研究对象进行积极的思考和归纳，对未知因素进行大胆设计、探索研究的一种科学实验。所以，立题的过程是一个创造性思维的过程（涉及到实验在开始之前，要先会写一篇或自己归纳一篇综述，用于评价、总结某一研究领域当前的研究状况，从中找出不足或需要改进的地方）。需要查阅大量的文献资料及实践资料，了解本课题近年来已取得的成果和存在的问题，找出要探索的课题关键所在，提出新的构思或假说，从而确定研究的课题。根据研究目的可将实验设计课题分为基础研究、应用研究和开发研究三类；根据研究内容以及研究方法可分为实验研究、调查性研究、资料分析研究等三类；而根据课题的来源又可分为指令性课题、指导性课题、自选课题等。此外，选题要遵循四项基本性原则，即创新性、科学性、需要性和可行性。

一、创新性原则

创新是进行任何课题研究的灵魂，创新应该是建立在前人科研积累的基础上，经历由量变到质变的过程。初入科学研究领域的学者，一般需要通过阅读大量文献报道，出席必要学术会议，参加有关学习班，掌握科研选题有关的信息。互联网技术的快速发展为知识分享提供了一个良好平台，可以足不出户就得到大量有用的知识；专业知识的交流群或交流社区也为相关技能的快速提高提供了很好的技术支持。一方面，只有在充分了解与课题有关的历史、现状、问题和需要改进之处，才有可能提出创新的见解、措施和计划；另一方面，学科之间的交叉也可以带动知识的创新。

二、科学性原则

科学性原则，就是要符合客观实际，反映客观规律，有充分依据，经得起重复实验和质疑。立题一定要建立在坚实的科学研究基础之上，不能够凭借主观臆想或伪造数据来建立假设。“药到病除”“包治百病”等缺乏科学依据，应该是被摒弃的。“气功疗法”“饮食疗法”等，虽然在一定条件下会有一定的疗效，但仅是片面的听取以及过分夸大其功用，就可能会逐渐走向伪科学。

三、需要性原则

需要性原则，就是科研的目的性，是推动科学探索研究的主要动力。作为医学科研，重点是要解决医学基础理论及疾病预防、诊断、治疗和康复各个不同环节上的有关问题。目前有许多当前医学尚难解决的问题，这些问题促使学者们寻求新的、更有效的诊治方法（比如新技术解决旧问题或老技术解决新问题）。因此若能针对这些问题进行选题，研究目的就有很明确的针对性。如果预期的研究结果，虽然是前所未有的新数据、新方法、新产品，但是理论上和效益都没有任何价值，谁都不需要，那就不应该作为研究的目标。

四、可行性原则

可行性原则，就是“量力而行”的原则。选题要结合实际情况，考虑有无实现研究的主客观条件。主观条件上，要依据本人的基础、技术能力，量力而行；客观条件上，要考虑经费、设备、资料、后勤保障和协作条件等。不能凭一时兴趣而“空中建阁”。

（李晓凯　李瑞丰）

第二节　设计实验方法

相同的研究课题，可因研究设计是否合理而得出研究质量极为悬殊的结果。因此，要通过科研设计，进行合理的安排；要以科学方法论为指导，按照优选法则加以编排，加速科研进程；同时应尽可能缩短科研周期，降低经费支出，提高工作效率。

一、选择实验对象

机能学实验的对象包括人和动物。除了一些简单的观察，如血压、脉搏、呼吸、尿量的实验等可以在人体进行以外，主要的实验对象通常是动物。选择合适的实验动物对实验的成功有重要的意义，选择的原则通常如下：

1. 根据实验内容选择实验动物

原则上应选择接近于人类、操作相对简单、易于观测而又经济的动物。例如，研究心脏缺血类的实验应该选用猪或者鼠类，因为这类动物的冠状动脉侧支循环与人接近，模型容易建立；若选择了犬，因其心脏冠状动脉系统侧支循环发达，实验结果则会与临床应用有一定差距。

2. 根据实验要求选择动物的品种和纯度

遗传异质性的存在会导致实验结果产生误差，因此，以纯种动物为佳，且应是健康和营养良好的动物。

3. 动物的年龄、体重、性别最好一致

一般选择发育成熟的年幼动物，对性别要求不高的动物可雌雄混用，但分组时应雌雄搭配，比例 1∶1 为宜。与性别有关的实验，则只能用某种性别的动物。

二、确定分组和样本数

在实验设计分组和样本数时，必须遵循实验设计的三个原则，即对照原则、随机原则和重复原则，避免因为实验过程中的随机误差而导致结果的不可重复。

1. 对照原则

设置对照是为了使观察指标通过对比发现其特异变化。要具有可比性，在比较的各组之间，除处理因素不同外，其他非处理因素应尽量保持相同，从而可根据处理与不处理之间的差异，了解处理因素带来的特殊效应。

实验通常应当有实验组和对照组。对照组与实验组有同等重要意义。因为在实验中难免有非处理因素干扰造成的误差，如动物个体差异、实验环境的作用等。如果设立一个对照组，应选择同一种属和体重、性别相近的动物，在同一实验环境下进行实验，仅仅是不给特殊的实验处理。由于实验组与对照组的非处理因素处于相同状态，两者对比可消除非处理因素带来的误差。对照有多种形式，可根据实验目的加以选择。

（1）空白对照：亦称正常对照，对照组不加任何处理因素。如观察某降压药的作用时，实验组动物服用降压药，对照组动物不服用药物。

（2）安慰剂组对照：对照组采用无药理作用且无害的“药”，如淀粉、生理盐水等经加工后，其外形、味道等与试验药相似，不被受试者识别。这种对照仅用在研究的疾病尚无有效治疗方法，或使用安慰剂后对该病的病情、临床经过、预后等影响小或无影响时。

（3）自身对照：对照与实验均在同一受试动物身上进行。例如用药前、后的对比，先用 A 药后用 B 药的对比，均为自身对照。这种对照简单易行，但应注意该方法的两个缺陷：一是实验总是把处理前作为对照，这不符合随机分配原则；二是实验前后某些环境因素或自身因素发生了改变，可能影响实验结果。可考虑用交叉实验解决。

（4）相互对照：又称组间对照，不专门设立对照组，而是几个实验组之间相互对照。例如用几种药物治疗同一疾病，对比这几种药物的效果，即为相互对照。

（5）标准对照：不设立对照组，实验结果与标准值或正常值进行对比。如果是药物疗效观察，用已知有效的阳性药物作为标准对照组，对新的实验组的药物效应进行对比观察。

2. 随机原则

随机是指实验对象的实验顺序和分组进行随机处理。随机分配指实验对象分配至各实验组或对照组时，它们的机会是均等的。如果在同一实验中存在数个处理因素（如先后观察数种药物的作用），则各处理因素施加顺序的机会也是均等的。通过随机化，一是尽量使抽取的样本能够代表总体，减少抽样误差；二是使各组样本的条件尽量一致，消除或减小组间人为的误差，从而使处理因素产生的效应更加客观，便于得出正确的实验结果。例如进行一个药物疗效的实验，观察某种新的抗休克药物对失血性休克的治疗效果，实验组和对照组复制同一程度的失血性休克模型，然后给予实验组抗休克新药，对照组给予等量生理盐水。如果动物的分配不是随机进行，把营养状态好和体格健壮的动物均放在实验组，把营养和体格不好的动物均放在盐水对照组，最后得到的阳性实验结果并不能真正反映药物的疗效，很可能是动物体格差异所致。

随机化的方法有很多，如抽签法、随机数字表法、随机化分组表法等，具体可参阅相关的医学统计学书籍。

3. 重复原则

重复是保证科学研究结果可靠性的重要措施。由于实验动物的个体差异等原因，一次实验结果往往不够准确可靠，需要多次重复实验方能获得可靠的结果。重复有两个重要的作用：一是可以估计抽样误差的大小，因为抽样误差（即标准误）的大小与重复次数呈反比；二是可以保证实验的可重复性（即再现性）。实验需重复的次数（即实验样本的大小），对于动物实验而言（指实验动物的数量）取决于实验的性质、内容及实验资料的离散度。

一般而言，计量资料的样本数每组应不少于 5 例，以 10 ~ 20 例为好；计数资料的样本数则需每组不少于 30 例。在此请注意，不同于一般研究中的 3 次生物学重复，在医学研究中的实验重复样本数量应尽可能的多，以免造成实验误差，为后续实验研究埋下失败的伏笔。

三、确定实验处理因素

处理因素是指对实验对象施加的某种外部干预。给实验动物以各种处理，包括接种细菌、毒素等，给予化学制剂或药物，进行创伤、烧伤等物理刺激等。处理实验对象的目的有两方面，一是复制人类疾病的动物模型，观察其发病机制；二是进行实验治疗，观察药物或其他治疗手段的疗效。

1. 人类疾病模型的复制

人类疾病的动物模型包括整体动物、离体器官、组织细胞以及教学模型。在复制动物模型时，一般遵守以下原则。

（1）相似性原则：复制的模型尽可能近似人类疾病。最好是找到与人类疾病相似的动物自发性疾病。例如有一种大鼠会自发产生高血压，称为原发性高血压病大鼠（SHR）；猪有自发性动脉硬化，用它们来研究人类的高血压或动脉硬化则比较理想。但动物与人相似的自发性疾病模型并不多见，往往需要人为地在动物身上复制，需注意相似性原则。

（2）重复性原则：复制模型的方法要标准化，使疾病模型可以重复复制。为此，选择的动物、实验方法、使用的仪器和环境因素应力求一致，即有一个标准化的模型复制方法。

（3）实用性原则：复制的方法尽量做到经济易行。如灵长类动物在相似性上最好，但价格昂贵；如果能用中小动物（如：家兔，大、小鼠）复制出类似人类疾病模型，则更为实用可行。

2. 疾病处理和实验治疗

给予药物治疗和观察治疗效果是综合性机能实验的一个重要方面。在设计时可分为两类。

（1）单因素设计：给一种处理因素（如药物），观察处理前后的变化。它便于分析，但花费较大。

（2）多因素设计：给几种处理因素同时观察，用析因分析法进行设计。它能节省经费和时间。

四、确定观察指标及测定方法

设计一些好的观察指标是体现实验的先进性和创新性的重要环节。观察指标是反映实验对象在经过处理前后发生生理或病理变化的标志。它包括计数指标（定性指标）和计量指标（定量指标），主观指标和客观指标等。指标的选定需符合以下原则：

1. 特异性原则

指标能特异地反映观察现象的本质，不会与其他现象相混淆。如血压高（尤其是舒张压高）可作为高血压的特异指标，血气分析中的血氧分压和二氧化碳分压可作为呼吸衰竭的特异指标。

2. 客观性原则

最好选用可被各种仪器检测的客观指标，如心电图、脑电图、血气分析和生化检测等。由仪器报告定量的数据，不受主观因素影响。而主观指标（如肝、脾触诊等）易受主观因素影响，而造成较大误差。

3. 重现性原则

在相同条件下指标所测的结果可以重现。重现性高的指标一般意味着偏性小，误差小，能较真实地反映实际情况。为提高重现性，需注意仪器的稳定性，减少操作的误差，控制动物的机能状态和实验环境条件。如果在注意到上述条件的情况下，重现性仍然很小，则说明这个指标不稳定，不宜采用。

4. 灵敏性原则

指标反映处理因素带来的变化的灵敏程度，最好选用灵敏性高的指标。它是由实验方法和仪器的灵敏度共同决定的。如果灵敏性差，对已经发生的变化不能及时检测出，或往往得到假阴性结果，这种指标就应该放弃。

（李晓凯　李瑞丰）

第三节　实验数据的记录和分析

一、实验数据的记录方法

为保证获取高质量的数据，有必要规范实验数据的记录方法。这样，一则可以保持记录数据的整洁和有序，便于日后的数据分析与整理存档；二则有利于数据的核查与监察，保证数据的真实性。实验数据的记录至少应包括以下内容：

1. 实验对象编号

便于日后核对原始记录。如果是病人，还应列出姓名和病案号等信息。

2. 分　组

实验对象的分组应在实验开始前，根据实验设计模型，通过随机化处理（有时亦采用非随机化处理）而确定。

3. 观察指标

观察指标亦称为观察变量，用以描述观察对象的一些基本特征，如性别、年龄、体重等；以及表达实验的效应，如评价降压药物时的血压记录，评价疗效时的住院天数记录，评价肺功能时的多项血气指标记录，心功能的等级记录，细菌培养是否阳性等。根据不同研究目的，观察指标可以少至一个，也可以多至上百个。

4. 记录时间

由于绝大多数实验研究都要经历一个较长的过程，因此，每个实验数据的获取时间有必要记录在案，一则可以由此反映实验的全过程和运行轨迹，再则可以为分析某些可疑的实验结果提供参考线索。原则上，每个实验数据都应有相应的时间记录。若每个实验对象的所有观察指标可以在同一天内获得，记录纸上列出一列记录时间即可；若每个实验对象的所有观察指标不能在同一天内获得，甚至间隔数天或更长时间，则应多列出一列或多列记录时间，或在数据后用括号注明记录时间。

5. 记录人和审核人

每页记录纸底端应留有记录人和审核人的签名处，不但记录人要对所记录实验数据的真实性和完整性负责，审核人还要对记录人的工作和行为负责。审核人应是记录人的业务主管，一般由项目负责人、项目监督人、研究生导师或毕业生指导教师等担任。

二、实验数据收集的原则

研究结论来源于对实验数据的分析。恰当、可靠的数据分析则是建立在完整的、准确的实验数据基础之上的，只有高质量的数据，才谈得上高质量的实验研究。所以，保证实验数据的完整性和准确性是对实验研究的最根本要求，也是研究人员收集数据时应遵循的基本原则。

1. 数据的完整性原则

数据的完整性原则是指按照设计要求收集所有的实验数据。如果一些意外原因或不能人为控制的因素而导致部分实验数据的缺失，应尽可能地补充这部分实验并获取数据。对于不可补救的实验（或因实验材料短缺，或因资金不足等），应科学地处理缺失数据。

数据完整性的另一方面系指应将所有实验数据用于分析过程，不能因某些数据与研究者预期的结果有较大差距而随意剔除，或不引入分析过程。如果某些数据确有特异之处，除非有确凿的导致原因（如操作不当所致），否则应依靠统计学方法进行科学判断，以确定这些数据是否属于极端值（extreme value）或特别值（outlier），并决定取舍与否。

2. 数据的准确性原则

数据的准确性原则是指实验数据的记录应准确无误。一方面，应避免数据收集过程中出现任何过失误差，如点错小数点，抄错数字，弄错度量衡单位，换算错误等。消除此类误差的办法是：在数据记录过程中，除观测者认真记录外，还应有专门的复核者进行审核，以确保数据的准确。另一方面，应杜绝研究者根据个人意愿对数据做任何篡改或杜撰。这一现象虽不多见，但其危害极大，应为所有科研工作者所戒。

3. 实验数据的记数法和有效数字

实验中所使用的测量仪器的量程是有一定的精度范围的，因此，实验检测得到的数据或经数学运算后得出的数据结果，其数值的有效位数不能超出实验仪器所标定、允许的精度范围。

三、异常或缺失数据的处理

1. 实验数据的逻辑检查

通过实验而获得的数据资料，在进行统计分析前应进行整理，使之系统化、条理化，以利于分析，并对错误、遗漏的资料进行修正和补充。在数据分析开始时，应首先对数据进行认真的检查，主要是逻辑检查，看看数据间有无矛盾，是否符合逻辑，以保证数据至少不会出现大的偏差。这些偏差可能来自原始数据，或可能来自数据录入过程，也可能来自数据转换过程。偶然性的实验记录错误对结论影响小，有时容易发现；由于实验者对记录要求的错误理解而引起的一贯性错误，则对结论影响较大，且不易发现。数据检查是减少错误的一个重要步骤。逻辑检查最简单的方法是根据最大值和最小值判断。例如，当某资料中，身高变量的最大值显示为 17.8 m 时，很可能原始数据为 1.78 m，在记录或录入过程中点错了小数点而导致出错。

2. 偏离数据（异常值）的判断和处理

个体数据偏离其所属群体数据较大，且经证实确为实验所得时，被称为偏离数据。实验数据中，有时会出现一个或几个数值特别大或特别小的偏离数据，对这种异常数据除根据专业知识寻找原因决定取舍外，还应进行统计分析，切不可随意丢弃。根据统计学原理上常态分布规律，估计该数值出现的概率有多大。如果该数值出现的可能性非常小，则可视为“异常数据”舍去；如果概率较大，则说明有“抽样”得来的可能性较大，应予保留。

3. 缺失数据的处理

处理缺失数据的最简单方法是剔除缺失数据所属的观察单位，但该方法浪费信息严重，特别是在变量较多的情况下。为避免浪费信息，常采用的方法是仅剔除分析过程所涉及的缺失数据。例如，在做 10 个变量的两两相关分析时，某一个变量的缺失数据只在该变量与其他变量的相关分析中被剔除，而其他变量之间的相关分析并不失去该缺失数据所属的观察单位。处理缺失数据的最复杂方法是估计缺失数据，该方法的优点是充分利用了信息，但操作难度较大。

四、实验数据的初步分析

分析数据的前提是能够正确地识别资料类型，在此基础上，结合统计方法的适用条件，最后选择恰当的统计方法进行分析。

统计资料可分为单变量资料和多变量资料两大类，因后者统计方法较复杂，这里只介绍前者的统计分析方法思路。

单变量资料又分为计量资料、计数资料和等级资料等三类。不同的资料类型对应有不同的统计分析方法。

计量资料的统计分析方法基本可以分为两大类，即参数统计和非参数统计。若原始数据满足正态性分布和方差齐性要求，可用参数方法。数据的正态分布是指数据虽然有大有小，但中间值居多，集中分布在均数附近，特别大或特别小的数据很少。数据的分布可形成一个高峰位于中间（均数所在处）、两侧均匀对称的钟形曲线（正态曲线）。在多数情况下，一组计量数据的分布情况是符合正态规律的，因而参数统计方法是重要的常规分析方法。

在统计分析中，也会遇到一些数据资料不符合正态分布而符合其他分布，或有时分布情况不能确定。在这种情况下，除有时可以通过数据转换的方法将其转为正态分布（或其他分布）来进行相应的参数分析外，这时应采用非参数统计方法。即数据不满足正态性分布和方差齐性要求，此时应选择非参数统计方法。

非参数统计法适用于下列几种情况：① 数据有偏态。② 数据离散度较大。③ 方差不齐。④ 观察指标不能定量。⑤ 药效筛选中的初步分析。需强调的是，如果资料满足参数方法的条件，就不选用非参数方法处理，以避免降低检验效率和损失信息。

对于等级资料，建议使用秩和检验，虽然也有文献介绍用 χ^2 检验处理，但 χ^2 检验只能说明两组或多组之间的分布有无差异，而不能说明两组或多组之间量方面的差异。等级资料又称单向有序列联表资料，在应用秩和检验公式时，一律用校正公式。

对于计数资料，多个样本率或构成比比较有显著性差异时，两两间的比较用描述方法即可。

具体统计方法的正确选择，可参考专业统计书籍。

（李晓凯　孙妍）

第四节　论文和报告的撰写

医学论文写作是将所获得的数据结果或临床积累的资料通过科学的思维、判断、推理，用文字、图表等再现出来的过程。论文写作要遵循科学性、创新性、实用性、条理性和规范化的基本原则。科学性是指论文资料详实，内容先进；创新性是指有新的内容，可以是有新的发现，或得出的新理论、新观点，也可以是新方法或技术；实用性是指通过该科研活动可以解决某些医学实践中存在的问题或为解决问题提供线索；条理性是指思想语言文字达到的层次要求，用客观的论据和符合逻辑的推理来论证和阐述问题；规范化不仅指格式的规范，医学名词包括计量单位等也应该符合规范化要求。医学论文的基本结构包括论文题目、署名、摘要、前言、材料与方法、结果、讨论、结论、参考文献等。

一、论文题目

中、英文题目应与内容相符，能概括整篇论文的核心内容，须简短明了、开门见山，一般字数不宜过多，以不超过 20 个字为宜，特殊情况下，也尽量不要超过 30 个字。

二、摘要和关键词

摘要和关键词是论文的缩影，是全文的概括和浓缩。医学论文的摘要大多采用结构式摘要，即包括目的、方法、结果和结论等四个要素。关键词是表示论文主题内容的规范名词或术语。可从论文题目或摘要中选取能代表论文主题内容的词或词组作为关键词，这些词最好与正式出版的主题词表或词典提供的规范词一致。

三、前　言

前言或者引言是论文的开场白，应该简明扼要地交代本研究的背景和目的。研究的背景包括同一领域前人所做的工作，国内外的进展，已解决和尚待解决的问题等。

四、材料与方法

论文或报告中应简明清晰地列出实验所用的材料，包括实验对象的详细信息，实验动物应标明品种、性别、体重等；药物应标明厂家、批号等，试剂应标明纯度，仪器应标明型号等。临床资料汇总应写明病例来源、一般资料等。实验方法的描述应清楚明了，包括分组方法、处理因素的施加方法、观测指标的测量方法等，临床试验还需标明诊断标准、纳入标准、排除标准、观察终点等。这一部分，还应该写明所采用的数据描述方法以及统计学分析方法。

五、结　果

此部分是论文的核心部分，是将实验所得的原始资料或数据经过分析、归纳和进行统计学处理后得出来的，而不是原始数据的罗列。实验数据可用统计表或统计图直观清晰地表达，但对图表应有简短的文字表述。

六、讨　论

讨论是论文所要报道的中心内容，是将研究结果从感性认识提高到理性认识。讨论是对所得结果进行补充说明或解释，对结果进行分析、探讨，对可能的原因和机制提出见解并阐明观点。讨论还可将结果与当前国内外研究结论进行比较，提出新的见解并做评价。讨论中需重点说明该项研究的创新性和先进性。写作方面，问题要论证充分、层次分明；如讨论的问题较多，可按内容进行分解，列出小标题，每段围绕一个论点加以论证。

七、结　论

结论是对实验研究的最后总结，是对研究简明扼要的概括。结论要文字简练、观点明确。

八、参考文献

参考文献是指为撰写论文而引用的有关图书和期刊资料，引用参考文献时应按一定的顺序（文中出现的先后顺序或者被引作者名字的首字母顺序等），在文后标注。参考文献是对前人成果及著作的认同与尊重，引用的参考文献应能代表相关课题目前的研究水平及现状，所引内容与论文所研究内容结合应贴切紧密。此外，根据不同的要求，在参考文献的录入格式方面有一定的要求和规范。

注意，如引文不当或者在使用别人的研究结论时而没有注明引用，在一定程度上可认定为学术不端。

（李晓凯　孙妍）

PART SEVEN

第七章 医学综述的撰写

第一节 医学综述概述

文献综述，英文称之为“survey”“overview”“review”等，是对某一领域某一方面的课题、问题或研究专题搜集大量情报资料，分析综合当前该课题、问题或研究专题的最新进展、学术见解和建议，从而揭示有关问题的新动态、新趋势、新水平、新原理和新技术等，为后续研究寻找出发点、立足点和突破口。文献综述是在对某研究领域的文献进行广泛阅读和理解的基础上，对该领域研究成果的综合和思考。一般认为，学术论文没有综述是不可思议的。需要将“文献综述（Literature Review）”与“背景描述（Background Description）”区分开来。

综述的内容特点是兼有“综”和“述”两种成分：“综”是指作者经过综合分析、消化整理，使材料更精练、更明确、更有层次和逻辑；“述”是指比较专门地、全面地、深入地、系统地对某方面的问题加以论述。

文献综述是评论性的（Review 的其中一个含义就是“评论”的意思），因此要带着作者本人批判的眼光（Critical Thinking）来归纳和评论文献，而不仅仅是相关领域学术研究的“堆砌”。评论的主线，要按照问题展开，也就是说，别的学者是如何看待和解决你提出的问题的，他们的方法和理论是否有什么缺陷？要是别的学者已经很完美地解决了你提出的问题，那就没有重复研究的必要。综述所使用的资料主要来源于他人文献，若能够批判地阅读、辩证地思考，有可能以不同于原作者的思路来总结、归纳，得出更加符合客观实际的结论。可见，编写综述的过程，也是知识再创造的过程，因为材料的引用和观点的取舍，能够体现作者的立场、见解和学术水平。所以，综述不是对资料的简单罗列和堆砌，而是作者的一种研究成果。

综述的目的和意义是总结和综合该方向前人已经做了的工作，了解当前的研究水平，分析存在问题，指出可能的研究问题和发展方向等，并且列出了该方向众多的参考文献，这对后人是一笔相当大的财富，可以指导开题报告和论文的写作。综述主要有以下五个特点：

1. 文献信息量大，浓缩性强

由于综述是采用众家之说，可以帮助读者在短时间内了解当前某问题的历史背景、争论焦点、研究现状和发展趋势等，能扩大读者的知识面、开阔视野，起到温故而知新的作用。

2. 可找到知识新的生长点和新的突破口

读者通过综述可以进行纵横比较，纵观该课题的发展沿革、当前水平；横览国际间、学派间、单位间、方法间的异同和分歧的焦点。追踪溯源，就有可能摸索出今后发展趋向及前景，找到当前的突破口和未来发端。尤其是对科研选题，能做到审时度势，扬长避短。

3. 有助于学科横向联系

对相关学科的读者，能扩大视野，嫁接不同的学科，促进多学科、跨学科研究的开展和催化边缘学科的形成。

4. 有助于调整行政管理者的知识结构

科技行政管理工作者的专业深度可能没有专业人员强，但要求知识面要广。那么，综述这样一种高浓缩的科技信息能有效地帮助他们调整知识结构，为决策和规划起重要的参考作用。

5. 提供回溯检索的线索

综述文章后常附有大量的参考文献，这些参考文献都是经过综述作者专门选定的，相当于一种小型的专题索引检索工具，而且具有专指性和针对性较强的特点。

（李晓凯　田茂友）

第二节　医学综述的分类与内容

一、文献综述的分类

按照综述所涉及的研究范围，主要可以分为宏观综述和微观综述两类。其中宏观综述涉及的范围为整个领域、专业或某一大的研究方向；而微观综述可以涉及到相当小的研究方向甚至某个算法，谈的问题更为具体与深入。前者立意高，范围广，面宽，故也不易深入，比较好读好懂。这对初入道者、欲对全局有所了解的读者而言很有参考价值。然而，欲深入课题的研究，则希望能有后一类的综述为自己“鸣锣开道”，这会节约很多的时间与精力，但往往不能顺心遂意，于是只好旁征博引，由自己来完成该课题的综述。当写学位论文时，我们要写的也就是这类结合自己研究课题而写就的综述。

根据综述所涉及的具体内容和资料来源，可以将综述分为研究现状和进展综述、临床研究综述、专题学术会议综述等三种：

1. 研究现状和进展综述

这类综述多以介绍某一学科领域或专题的最新研究进展和主要研究动向为基本内容。作者需要广泛收集、阅读国内外文献资料，掌握学科发展动态，且在该领域内有较深的学术造诣。

2. 临床研究综述

随着医学科学的发展，新的病种不断发现，新的诊疗技术和药物不断问世并应用于临床；同时临床工作者在医疗实践中将不断遇到新的问题，需针对这些分散的问题及时加以综述，从中找出内在的规律，为解决临床实践问题，甚至为预测未来趋势提供依据。

3. 专题学术会议综述

此类综述是将国际性、全国性或区域性的专题学术会议概况和与会代表的论文加以综合而撰写成的专题学术会议资料，或专题学术会议论文综述。侧重于对专业学术会议的综合分析与评述，内容广泛而丰富。

二、医学论文综述的内容特点

1. 选题要新

即所综述的选题必须是近期该刊未曾刊载过的。一篇综述论文，若与已发表的综述论文“撞车”，即选题与内容基本一致，同一种期刊是不可能刊用的。

2. 说理要明

说理必须占有充分的资料，处处以事实为依据，决不能异想天开地臆造数据和诊断等，将自己的推测作为结论写。

3. 层次要清

这是要求作者在写作时思路要清，先写什么，后写什么，写到什么程度，前后如何呼应等，都要有一个统一的构思。

4. 语言要美

科技论文以科学性为生命，但若词不达意、晦涩拗口，结果必然会阻碍科技知识的交流。所以，在实际写作中，应不断地加强汉语修辞、表达方面的训练。

5. 文献要新

由于现在的综述多为“现状综述”，所以在引用文献中，通常约70%的文献应为3年内发表的。参考文献依引用先后次序排列在综述文末，并将序号置入该论据（引文内容）的右上角。引用文献必须确实，以便读者查阅参考。

（李晓凯　梁岚）

第三节　医学综述的写作

一、克雷斯威尔五步文献综述法

约翰·W.克雷斯威尔（John W. Creswell）曾提出过一个文献综述必须具备的因素的模型，其认为文献综述应由序言、主题1（关于自变量的）、主题2（关于因变量的）、主题3（关于自变量和因变量两方面阐述的研究）、总结等五部分组成。

1. 序　言

此部分告诉读者文献综述所涉及的几个部分，这一段是关于章节构成的陈述。

2. 综述主题1

此部分提出关于“自变量或多个自变量”的学术文献。在几个自变量中，只考虑几个小部分或只关注几个重要的单一变量。

3. 综述主题 2

此部分融合了与“因变量或多个因变量”的学术文献，虽然有多种因变量，但是只写每一个变量的小部分或仅关注单一的、重要的因变量。

4. 综述主题 3

该部分包含了自变量与因变量的关系的学术文献。这是我们研究方案中最棘手的部分。这部分应该相当短小，并且包括了与计划研究的主题最为接近的研究。或许没有关于研究主题的文献，那就要尽可能找到与主题相近的部分，或者综述在更广泛的层面上提及的与主题相关的研究。

5. 总　结

这一部分应强调最重要的研究，抓住综述中重要的主题，指出为什么我们要对这个主题做更多的研究。

二、撰写综述的基本步骤

1. 选　题

综述的选题是否恰当，直接关系到综述的价值。要求题目具有明确的目的性、新颖性、学术价值、实用价值、经济价值和社会效益。选题范围最好是作者所从事的专业，这样写起来更得心应手。题目可大可小，大到一个领域、一个学科、一个专题；小到一种药物、一个方法、一种疾病。在具体命题时，题目一定要准确贴切，切忌大题小作或文不对题。初写者最好选题窄一些，深一些为好。

可从三个方面考虑选题：一是应选择与自己所从事的专业及今后研究方向一致的课题。一方面对收集到的资料容易深刻理解，融会贯通，写出更符合实际的综述；另一方面能够掌握本专业的最新发展动态，早出成果、快出成果。二是应选择国际上发展较快，又不被多数同道熟悉的边缘学科的新课题，以拓宽医学工作者的知识面，加强多学科的合作，推进医学科学发展。三是应选择具有强烈现实性的课题，即国内外有关医疗保健、卫生防疫、教学、科研工作中迫切需要解决的课题。

2. 收集、阅读和整理文献

检索和阅读文献是撰写综述的重要前提工作。一篇综述的质量如何，很大程度上取决于作者对本题相关的最新文献的掌握程度。如果没有做好文献检索和阅读工作，就去撰写综述，是决不会写出高水平的综述的。

（1）收集文献。收集文献资料是写好综述的物质基础，应体现全面性、可靠性和时间性的特点。

① 资料收集方式：使用与专业相关的各种中外文数据库以及网络资源，收集专著、教科书、会议论文集、期刊等文献。

② 选用文献：核心期刊上的文献；著名专家学者的文章；文献发表的时间以近三年为主，突出知识信息的时效性。

③ 要引用第一手资料，尽可能不用译文，避免以讹传讹，贻误读者。

（2）阅读文献。阅读文献是写好综述的关键，可以通过以下过程制定阅读文献的策略。

① 先中文，后外文。这是由于阅读中文文献的速度要高于阅读外文文献的速度。目前各专业几乎都有国内出版的中文期刊，其中还有一些属于译刊性质的期刊（如《国际内科学杂志》等）。通过它们不但可以较快地熟悉本专业的基本内容与目前的研究动态，而且有利于熟悉一些专业术语译名与定义，这些都有助于提高阅读外文文献的速度，也可以加深对内容的理解。

② 先综述，后专题。综述往往都是大范围的背景介绍，其中还包括对问题的分析、评述或归纳，内容比较全面客观。在此基础上再去读专题论文就易于深化。

③ 先近期，后远期。近期文献在论述近代科学成就的同时，往往引用、论证和概述早期的发展情况，同时，近期文献所附的参考文献，又提供了较好的文献线索。相反，若按课题发展的时代顺序由远至近阅读，则不仅花费时间多，而且某些旧的知识信息已被新的知识信息所取代，所以效果远不如由近至远阅读好。

④ 先文摘，后全文。由于语言的限制与情报的分散性等诸多因素，作者几乎没有可能也无必要一一阅读各种期刊全文。应善于利用书目型数据库先大范围地阅读专题文献摘要。阅读摘要过程中可以挑选自己需要又能查找到的原始文献。由于原文内容经过摘要筛选，阅读全文时效率就提高了。

⑤ 先粗读，后精读。对于以上方法所挑选出的文献，并不一定开始就通读全文，阅读宜分粗读、精读两步。粗读可了解全文梗概及背景，利于精读时迅速抓住全文关键；精读则要了解具体的条件、方法、事实与数据细节，不致遗漏重要内容。

（3）整理文献。整理文献是用科学的方法把阅读后准备使用的文献进行加工、整序和记录，以便利用。通常采用读书心得、书目索引和复制原文的方式。对记录内容作适当分类，使资料集中便于查找，也利于对资料的鉴别、比较，从而提高资料的利用率。网络时代，参考文献管理软件为文献信息管理和利用提供了解决方法。

3. 拟定提纲

综述没有固定不变的提纲模式，通常采用标题式提纲。将拟表述的主题按逻辑顺序分解为若干子题和细目。然后再将收集到的文献资料按提纲分类、编号，将拟引用的部分做上标记，明确在每一子题或细目下采用哪些材料，讨论哪些问题。

三、综述的内容结构与格式

1. 前　言

要用简明扼要的文字说明写作的目的、必要性、有关概念的定义，综述的范围，阐述有关问题的现状和动态，以及目前对主要问题争论的焦点等，使读者对所综述的内容有一个初步的轮廓认识，引导读者进一步阅读全文的兴趣。前言一般 200 ~ 300 字为宜，不宜超过 500 字。

2. 正　文

正文是综述的主要部分，它包括全部论据和论证，写法上没有固定的格式，只要能较好地表达综述的内容，作者可创造性采用诸多形式。正文主要包括论据和论证两个部分，通过提出问题、分析问题和解决问题，比较各家学说及论据来阐明有关问题的历史背景、目前状况和发展趋势等。根据所述问题的性质和资料的多少，分解为若干个子题，再按一定的逻辑顺序排列。建议初学写作者按三个部分来写作正文，即历史发展、现状分析、趋向预测三部分：① 历史发展是对所研究问题的一些共同看法或已经解决问题的结果（论）加以归纳，按时间顺序简要说明各个阶段的发展状况和特点，通过历史对比来表明目前达到的水平，即所谓纵向对比。对第一个发现者或首创者及其工作做详细的叙述，对后来学者的重复性报道不必一一赘述。② 现状分析是对尚未解决的问题或把某一问题看法上的不同意见加以揭示，即横向对比。③ 趋向预测是对未来研究的趋势进行预测。叙述尚未解决的问题时要尽可能详尽，因为读者最注重这方面的消息，这些问题通常是今后研究的重点。要横向对比各类（各国、各派、各种观点、各种方法）情况，特别注意阐述某些突破性研究成果的主要特点和发展方向，并客观地评价某科研方法、技术诸方面的利弊。

3. 总　结

总结是对综述正文部分作扼要的总结，作者应对各种观点进行综合评价，提出自己的看法，指出存在的问题及今后发展的方向和展望；内容单纯的综述也可不写小结。主要简述该学科领域当前国内外的主要研究成果、发展动向、应用价值、实际意义、目前存在的主要问题、今后的发展趋势等，最好能提出自己的见解、观点，发挥综述对科学研究的引导功能。

4. 参考文献

引用参考文献的目的，一是表示对原作者的尊重；二是为综述提供可靠的科学依据；三是为读者提供查阅原始文献的线索。撰写综述要深刻理解参考文献的内涵，做到论必有据，忠于原著，让事实说话，同时要具有自己的见解。文献资料是综述的基础，查阅文献是撰写综述的关键一步，与实验性论文写作不同的是，综述论文在搜集文献时应注意时间性，最好是近三年内的文献。综述内容切忌面面俱到，成为浏览式的综述，综述的内容越集中、越明确、越具体越好。

四、综述论文的难点与撰写细节

一篇好的文献综述既高屋建瓴，又脚踏实地；既探赜索隐，对读者又如醍醐灌顶。文献综述顾名思义由“综”和“述”组成。前半部分的“综”不算太难，根据所查阅大量的文献进行综合的归类、提炼、概括即可做到。后半部分的评“述”与分析则是一篇“综述”质量高下的分界线，这需要融入作者自己理论水平、专业基础以及分析问题和解决问题的能力，在对问题进行合情合理的剖析基础上，提出自己独特的见解。

1. 准确理解和表述文献的观点

综述论文，首先是综合别人的研究工作。综合别人的研究工作，应当准确理解文献的观点。如果断章取义，导致一些不必要的争论，对研究人员来说是最不应该发生的。

2. 全面系统地进行研究观点分类

阅读完文献之后，要对文献进行分类整理，构建研究的框架，对所要综述的内容分门别类，越细越好，至少要三级，甚至可以细分到四级、五级标题。细分观点，寻找到观点之间的差别，建立基本的逻辑框架体系，就可以做到思路清晰，逻辑清楚，便于评论。

3. 从更高的层面对研究观点进行评价

综述论文除了前面的“综”，还有后面的“述”。要在综合整理前人成果的基础上进行评价，论述自己的观点。因此，在一个更高的层面，从原理上、方法论上和系统性上加以评价，是综述论文的亮点所在，是非常重要的一环。

综述比较容易看出作者对该领域所下的功夫，因为作者需要广泛阅读，理解不同论文在关键假设和模型上的主要分歧。好的综述本身就是一篇独立的文章，在任何学习阶段，任何人都可以针对某一生物学或医学专题的相关知识进行学习、总结和归纳，通过这种写作的锻炼，可以提高医学生获取知识的能力，实现医学知识的专与精。

（李晓凯　梁岚）

参考文献

[1] 王玉芳，金宏波．机能实验学[M]. 4 版．北京：高等教育出版社，2022.
[2] 苗明三．实验动物和动物实验技术[M]．北京：中国中医药出版社，2003.
[3] 薛冰．医学机能学实验[M]. 3 版．北京：科学出版社，2019.
[4] 马春蕾．医用机能实验学[M]. 4 版．北京：北京大学医学出版社，2015.
[5] 高兴亚，戚晓红，董榕，等．机能实验学[M]. 3 版．北京：科学出版社，2010.
[6] 李厚达．实验动物学[M]. 2 版．北京：中国农业出版社，2003.
[7] 闫剑群．机能实验学[M].3 版．北京：高等教育出版社，2015.
[8] 胡浩．机能学实验[M]. 4 版．北京： 高等教育出版社，2021.
[9] 余良主，曹霞，丁洁琼．医学机能学实验指导[M]．武汉：华中科技大学出版社，2016.
[10] 于军，张晓，梅爱敏．机能实验学[M]．武汉：华中科技大学出版社，2013.
[11] 张根葆，马善峰．机能学实验教程[M]. 2 版．北京：中国科学技术大学出版社，2021.
[12] 林默君．医学机能学实验[M]. 2 版．北京：科学出版社，2021.
[13] 丁力．编者话：科技论文资料的收集与选用原则[J]．河北电力技术，2008，27（4）：封3.
[14] 冯长根．年轻科研人员如何走向成功（11）——做好实验数据记录[J]．科技导报，2009，27（7）：111.
[15] 郭继军．医学文献检索与论文写作[M]. 5 版．北京：人民卫生出版社，2018.
[16] 马诚．参考文献引用及其研究的盲点与误区[J]．编辑学报，2007，19（2）：87-89.
[17] BEHZADI, P. Peer Reviewed Publication Skills Matter for Academicians. Iran J Pathol 16(1), 95-96.
[18] BENEDETTI, B., CAPONIGRO, V., ARDINI, F. Experimental Design Step by Step: A Practical Guide for Beginners[J]. Crit Rev Anal Chem 52(5), 1015-1028.
[19] BLEICH, A., BANKSTAHL, M., JIRKOF, P. et al. Severity Assessment in animal based research[J]. Lab Anim 54(1), 0023677219898105.
[20] BORG, D. N., LOHSE, K. R., SAINANI, K. L. Ten Common Statistical Errors from All Phases of Research, and Their Fixes[J]. Pm R 12(6), 610-614.

[21] COOPER, C., BOOTH, A., VARLEY-CAMPBELL, J. et al. Defining the process to literature searching in systematic reviews: a literature review of guidance and supporting studies[J]. BMC Med Res Methodol 18(1), 018-0545.

[22] CRESWELL, JOHNW. "Research design: qualitative, quantitative, and mixed method approaches/-2nd ed." [J] SAGE Publications.

[23] FRY, D. J. Teaching experimental design[J]. Ilar J 55(3), 457-71.

[24] GEMAYEL, R. How to write a scientific paper[J]. Febs J 283(21), 3882-3885.

[25] MAGGIO, L. A., SEWELL, J. L., ARTINO, A. R.. The Literature Review: A Foundation for High-Quality Medical Education Research[J]. J Grad Med Educ 8(3), 297-303.

[26] PAUTASSO, M. Ten simple rules for writing a literature review[J]. PLoS Comput Biol 9(7), e1003149.

[27] ROBINSON, N. B., KRIEGER, K., KHAN, F. M. et al. The current state of animal models in research: A review[J]. Int J Surg 72, 9-13.

[28] RYAN, T. P., MORGAN, J. P. Modern Experimental Design[J]. Journal of Statistical Theory and Practice 1(3-4), 501-506.